प्राथमिक पशु चिकित्सा विज्ञान

(पशुपालन में डिप्लोमा, डिग्री तथा पशु चिकित्सा क्षेत्र में कार्यरत पशुचिकित्सकों हेतु)

प्राथमिक पशु चिकित्सा विज्ञान

(पशुपालन में डिप्लोमा, डिग्री तथा पशु चिकित्सा क्षेत्र में कार्यरत पशुचिकित्सकों हेतु)

डॉ. दीपक कुमार कश्यप
सहायक प्राध्यापक
(पशु शल्यचिकित्सा एवं विकिरण विभाग)
छत्तीसगढ़ कामधेनु विश्वविद्यालय, दुर्ग (छ.ग.)

डॉ. देवेश कुमार गिरी
सहायक प्राध्यापक
(पशु विकृति विज्ञान विभाग)
छत्तीसगढ़ कामधेनु विश्वविद्यालय, दुर्ग (छ.ग.)

डॉ. गोविना देवांगन
सहायक प्राध्यापक
(पशु सूक्ष्मजीवी विज्ञान विभाग)
छत्तीसगढ़ कामधेनु विश्वविद्यालय, दुर्ग (छ.ग.)

सतीश सीरियल पब्लिशिंग हाउस
403, एक्सप्रेस टॉवर, वाणिज्यिक परिसर, आजादपुर, नई दिल्ली–110033
दूरभाषः 011–27672852 फेक्सः 91–11–27672046
ईमेलः info@satishserial.com, hkjain1975@yahoo.com
वैबसाईटः www.satishserial.com

Published by :

SATISH SERIAL PUBLISHING HOUSE

403, Express Tower, Commercial Complex, Azadpur, Delhi-110033 (INDIA)
Phone : 011-27672852 Fax : 91-11-27672046
E-mail : info@satishserial.com, hkjain1975@yahoo.com

ISBN 978-93-88020-57-2

Composed, Designed & Printed in India

समर्पित

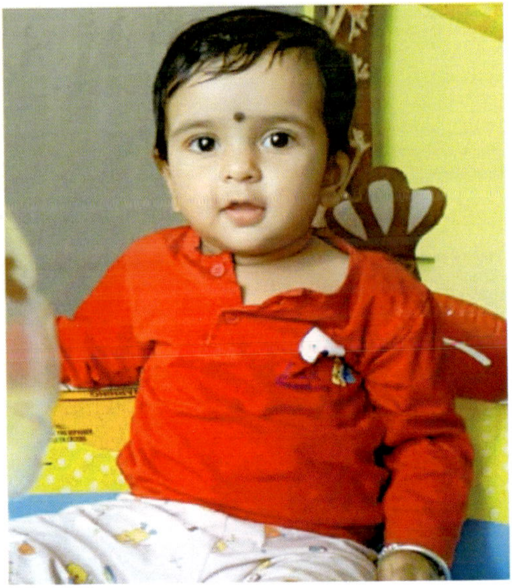

मेरी प्यारी आहाना (टिम्मी) एवं सभी बेटियों को समर्पित

प्राक्कथन

पशुचिकित्सा एवं पशुपालन का संपूर्ण ज्ञान हो पाना असंभव–सा है। अतः यह संस्करण मूलभूत बातों को ध्यान में रखते हुए बनाई गई है। हमें पूर्ण विश्वास है कि यह डिप्लोमा, डिग्री आदि के छात्र–छात्राओं के लिए उपयोगी होगी, साथ ही पशु चिकित्सा पशुपालन से जुड़े हुए कृषक बंधुओं के लिए भी उपयोगी सिद्ध होगी। यह पाया गया है कि छात्र–छात्राओं को अंग्रेजी पाठ्यक्रम में जटिलता के कारण छोटी से छोटी विषयों पर जानकारी होना कठिन हो जाता था। अतः इस संस्करण की रचना, हिंदी में जटिलताओं एवं कठिनाइयों को कम करते हुए सहज भाषा में ज्ञान प्रदान करना है। यह प्रथम संस्करण है। अतः त्रुटियां होने की संभावनाएं हो सकती हैं। अतः पाठकों का आकलन एवं समालोचनाएं हमारे लिए मार्गदर्शन का कार्य करेंगी जो कि भविष्य में त्रुटियों के निराकरण में सहायक सिद्ध होंगी। अंत में हम सभी सहयोगी, परिवारजन, प्रिय विद्यार्थियों एवं पाठकों को धन्यवाद देना चाहेंगे जिनके सहयोग से यह प्रयास सफल हो पाया है। सभी शुभकामनाओं सहित।

डॉ. दीपक कुमार कश्यप
डॉ. देवेश कुमार गिरी
डॉ. गोविना देवांगन

लेखकों का परिचय

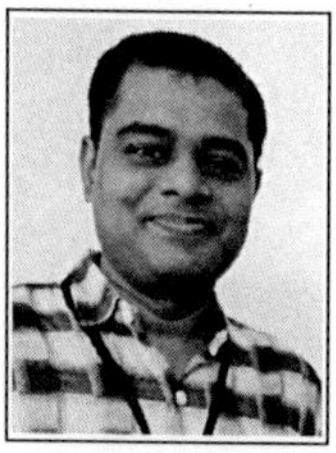

डॉ. दीपक कुमार कश्यप ने पशु चिकित्सा एवं पशुपालन महाविद्यालय, अंजोरा, दुर्ग, छत्तीसगढ़ से बी. वी. एस. सी एवं एम. वी. एस. सी (पशु शल्य क्रिया एवं विकिरण विज्ञान विभाग) से डिग्री हासिल की। डॉ. कश्यप ने पूर्व में जी.बी.पी.यू.ए.ट, पंतनगर, उत्तराखंड एवं अरावली वेटरिनरी कॉलेज, सीकर, राजस्थान में अपनी सेवाएं प्रदान की हैं। वर्तमान में छत्तीसगढ़ कामधेनु विश्वविद्यालय के अंतर्गत सहायक प्राध्यापक के रूप में वेटरिनरी पॉलिटेक्निक, सूरजपुर में कार्यरत हैं। इन्हें 7 वर्षों का अध्ययन कार्यों सहित शल्य क्रियाओं का अनुभव है। इस पुस्तक के अलावा राष्ट्रीय एवं अंतर्राष्ट्रीय स्तर के जर्नल में कई शोध पत्र प्रकाशित कर चुके हैं। डॉ. कश्यप शोध पत्रिकाओं के एडिटोरियल बोर्ड सदस्य एवं रिव्यूर के रूप में कार्यरत हैं।

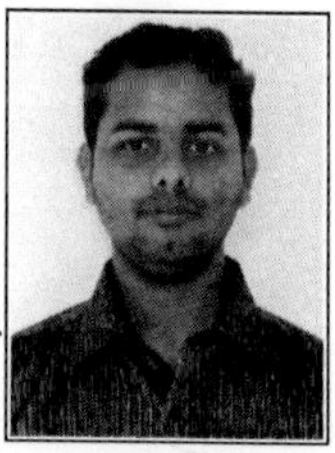

डॉ. देवेश कुमार गिरी ने पशु चिकित्सा एवं पशुपालन महाविद्यालय, अंजोरा, दुर्ग, छत्तीसगढ़ से पशु चिकित्सा एवं पशुपालन में स्नातक एवं पशु विकृति विज्ञान में स्नातकोत्तर की उपाधि प्राप्त की है। डॉ. गिरी अरावली वेटरिनरी कॉलेज, सीकर, राजस्थान एवं पशु चिकित्सा एवं पशुपालन महाविद्यालय, मथुरा, उत्तर प्रदेश में अपनी सेवाएं प्रदान कर चुके हैं। वर्तमान में छत्तीसगढ़ कामधेनु विश्वविद्यालय के अंतर्गत वेटरिनरी पॉलिटेक्निक, महासमुंद में सहायक प्राध्यापक के रूप कार्यरत हैं। डॉ. गिरी को अध्यापन शोध एवं विस्तार का अनुभव एवं राष्ट्रीय,अंतर्राष्ट्रीय शोध पत्रिकाओं में शोध पत्र प्रकाशित हो चुके हैं।

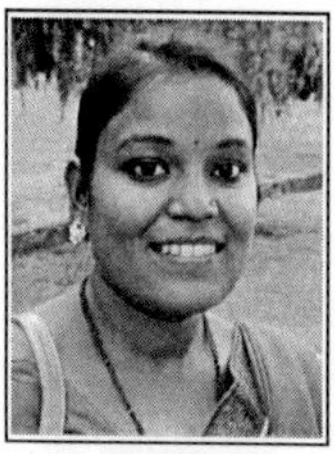

डॉ. गोविना देवांगन ने पशु चिकित्सा एवं पशुपालन महाविद्यालय, अंजोरा, दुर्ग से पशु चिकित्सा एवं पशुपालन में स्नातक पशु सूक्ष्म विज्ञान में स्नातकोत्तर की उपाधि प्राप्त की है। डॉ. देवांगन ने अरावली वेटरिनरी कॉलेज, सीकर, राजस्थान में अपनी सेवाएं प्रदान की हैं। वर्तमान में छत्तीसगढ़ कामधेनु विश्वविद्यालय के अंतर्गत वेटरिनरी पॉलिटेक्निक, महासमुंद में सहायक प्राध्यापक के रूप कार्यरत हैं। इन्हें अध्यापन सहित राष्ट्रीय, अंतर्राष्ट्रीय शोध पत्रिकाओं में शोध पत्र प्रकाशन का अनुभव है।

आभार

इस पुस्तक के प्रकाशन में उन सभी का हृदय से आभारी हूँ जिन्होंने प्रत्यक्ष या अप्रत्यक्ष रूप से मेरे सपने साकार करने में मदद की है। सर्वप्रथम मैं अपने माता–पिता एवं शिक्षकगण का आभार व्यक्त करता हूँ जिनके आशीर्वाद के बिना यह संभव नहीं हो सकता था।

मैं अपनी पत्नी श्रीमती अंजली कश्यप जिन्होंने इस पुस्तक के लेखन में शुरुआत से लेकर अंत तक हर चरण में मेरी मदद की तथा परिवार के सदस्यों एवं मित्रगणों को उचित मार्गदर्शन हेतु सहर्ष धन्यवाद देता हूँ।

मैं इस पुस्तक के अन्य लेखक डॉ. देवेश कुमार गिरी एवं डॉ. गोविना देवांगन को धन्यवाद देना चाहूँगा जिन्होंने अपना अमूल्य सहयोग प्रदान किया।

मैं अपने समस्त विद्यार्थियों को भी पुस्तक लिखने हेतु प्रेरित करने के लिए, साथ ही साथ अनिल, आकाश तथा अर्जुन का भी हिन्दी मुद्रण हेतु धन्यवाद देता हूँ।

अंततः महाविद्यालय, विश्वविद्यालय प्रशासन एवं सतीश सीरियल पब्लिशिंग हाऊस का आभार प्रकट करता हूँ जिन्होंने इस पुस्तक को अंतिम रूप देने में सहायता की।

पशु चिकित्सा एवं पशुपालन विज्ञान एक बहुत ही वृहद विभाग है तथा सभी विषय–वस्तुओं की समावेश एक पुस्तक के माध्यम से विस्तृत किया जाना एक जटिल कार्य हैं। यह भी देखा गया है कि पाठकों में भाषाओं का ज्ञान भी एक महत्वपूर्ण समस्या है जैसे कि अंग्रेजी भाषा का ज्ञान। बहुत सारे अच्छी पुस्तकें अंग्रेजी भाषा में लिखी गयी है तथा कुछ ही पुस्तकें राष्ट्र भाषा हिन्दी में लिखी गयी हैं। अतः पशुचिकित्सा एवं पशुपालन क्षेत्र को बढ़ावा तथा सरल सहज भाषा में ज्ञान हेतु हिन्दी भाषा में उपलब्धता एक कारक है। इन बातों को ध्यान में रखते हुए इस पुस्तक का निर्माण हिन्दी भाषा में की गई है।

इस पुस्तक की मुख्य बात है कि इसमें केवल उन भागों को लिया गया है जिसे केवल पाठक अथवा विद्यार्थी केवल पढ़ते ही नहीं अपितु अपने कार्यस्थल में इन विषयों से संबंधित स्थितियों का सामना करना पड़ता है। इस पुस्तक की रचना बहुत ही कम शब्दों में सरलता के साथ सामान्यतः पायी जाने वाली विभिन्न स्थितियों का समावेश कर किया गया है तथा विषयों को उनकी आवश्यकतानुसार लिखते हुए सचित्र वर्णन किया गया है।

हम आशा करते हैं कि यह पुस्तक वेटरिनरी पॉलिटेक्निक, स्नातक, स्नातकोत्तर के छात्रों के साथ–साथ पशुचिकित्सा एवं पशुपालन में रुचि रखने वाले पशुपालकों तथा क्षेत्र में कार्यरत पशुचिकित्सकों के लिए लाभप्रद होगी।

यदि पाठकों को पुस्तक पढ़ने के दौरान किसी भी प्रकार की त्रुटि ज्ञात होती है तो आपके परामर्श का स्वागत है जिसे हम आगामी संस्करण में समावेश करने की कोशिश करेंगे।

डॉ. दीपक कुमार कश्यप
डॉ. देवेश कुमार गिरी
डॉ. गोविना देवांगन

विषय–सूची

अध्याय 1

सामान्य शल्य क्रिया एवं विशिष्ट उपकरण

1. **टावेल क्लेम्प** : शल्य क्रिया वाले भाग को ढंकने वाले कपड़े के पकड़ने हेतु।

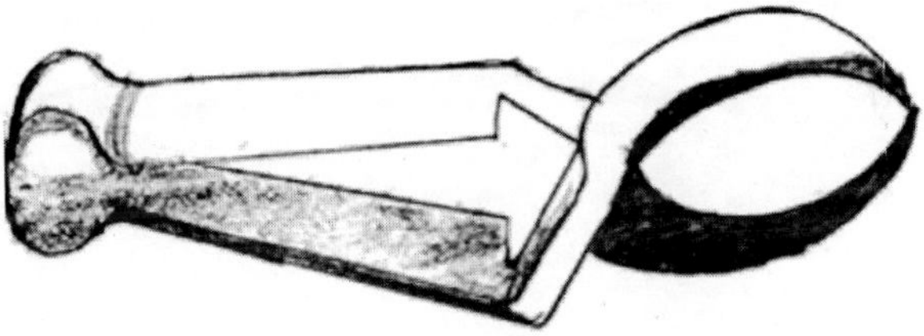

2. **बी.पी. ब्लेड** : शल्य क्रिया के दौरान चमड़ी या त्वचा में चीरा लगाने हेतु।

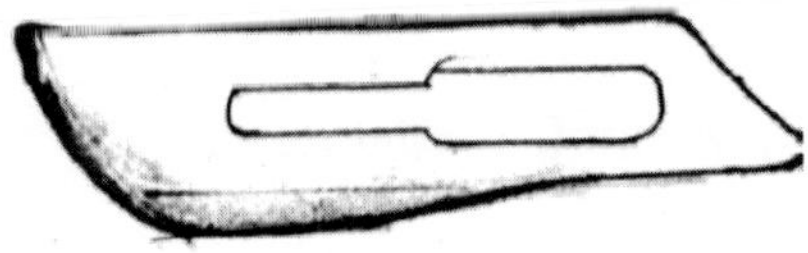

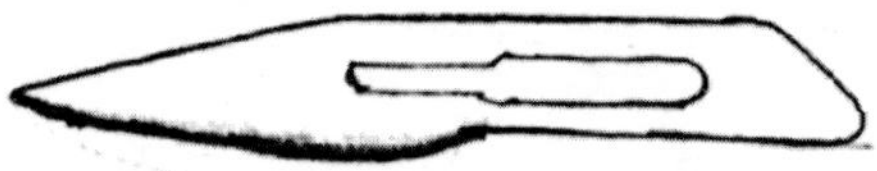

3. **बी.पी. हैण्डल हत्था** : बी.पी. ब्लेड को इस हत्थे (हैण्डल) में लगाया जाता है ताकि इसे पकड़ने में आसानी हो।

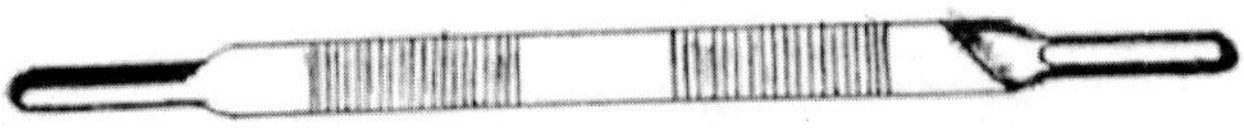

4. **माँसपेशीय कैंची** : शल्य क्रिया के दौरान माँसपेशीय परतों को काटने के लिए।

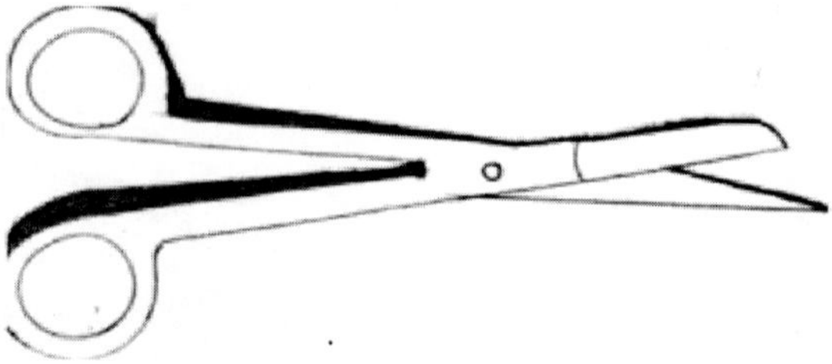

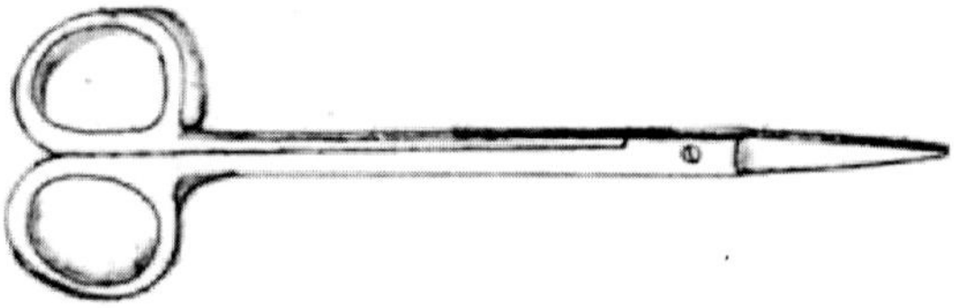

5. **एलीस उत्तकीय चिमटी** : इसका उपयोग चमड़ी माँसपेशीय को पकड़ने हेतु किया जाता है।

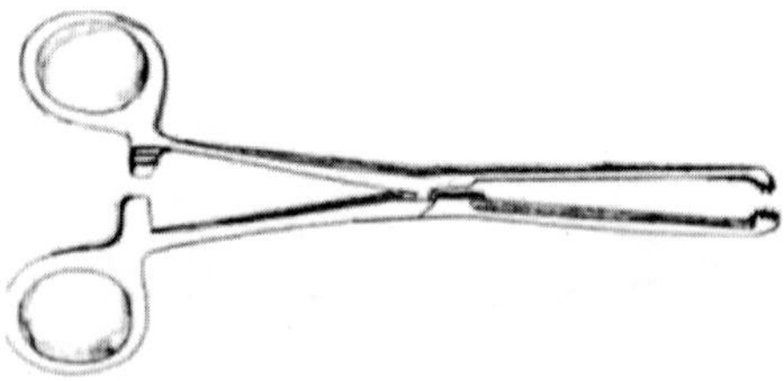

6. **उत्तकी चिमटी** : इससे माँसपेशीयों या न फिसलने वाली परतों का पकड़ने हेतु किया जाता है।

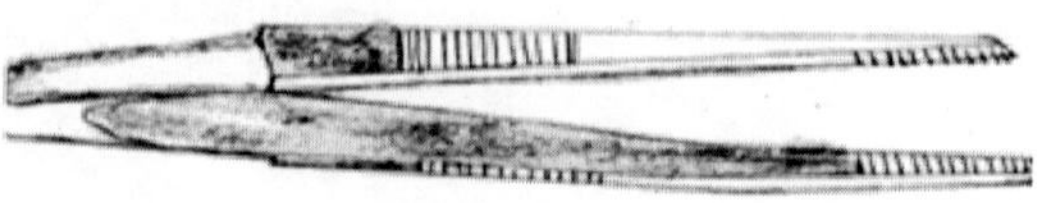

7. **मूसक दंत चिमटी :** इसका उपयोग फिसलने वाले उत्तकों, परतों तथा ग्रंथियों को पकड़ने हेतु किया जाता है।

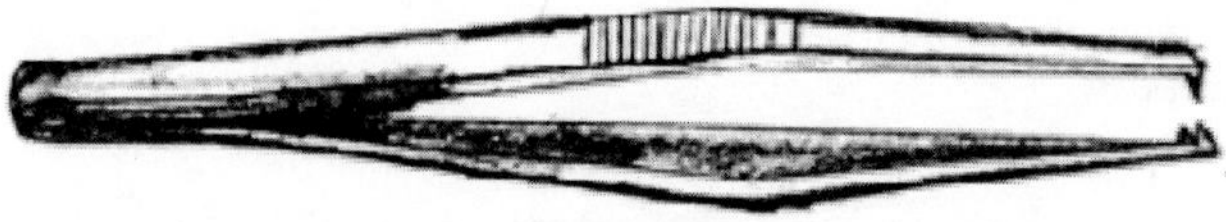

8. **धमनी चिमटी :** धमनियों एवं शिराओं जैसी रक्त नलिकाओं से बहने वाले रक्त को रोकने हेतु किया जाता है।

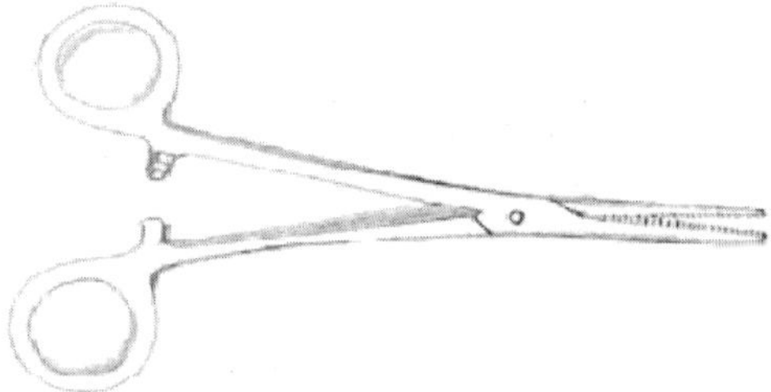

9. **मच्छर दंत युक्त चिमटी :** छोटी रक्त कोशिकाओं से बहने वाले रक्त को रोकने हेतु किया जाता है।

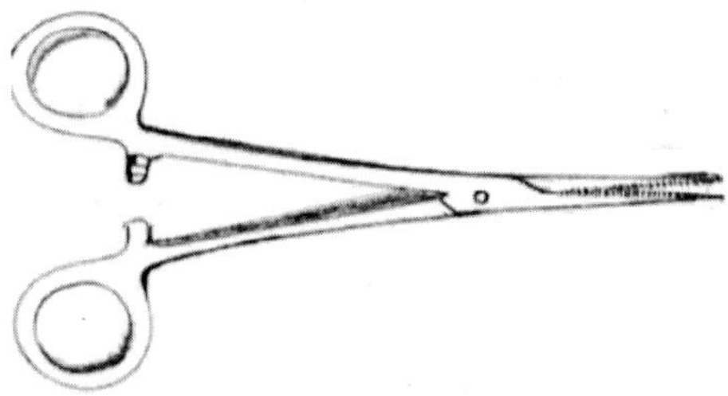

10. **गुहा युक्त निदेशक :** इसका प्रयोग कैंची द्वारा उत्तको एवं माँसपेशी जैसी परतों को काटने के समय कैंची को दिशा–निर्देश प्रदान करना होता है ताकि कैची द्वारा कोई अन्य अंग अथवा संरचना को चोट न पहुँचे।

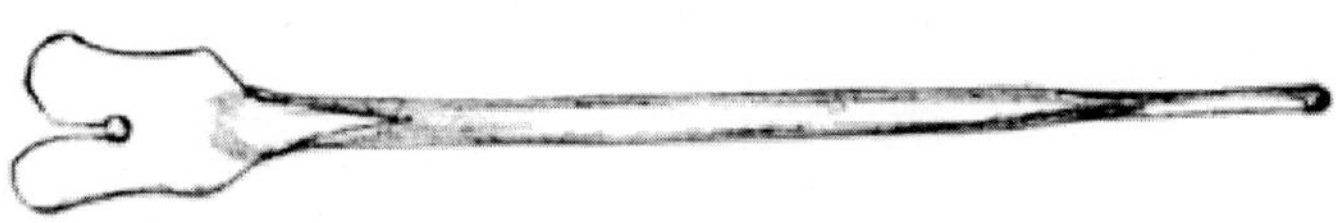

11. **सुई हत्था या होल्डर** : यह शल्य क्रिया में चीरा लगे स्थान को टाँके लगाने हेतु प्रयुक्त सुई को पकड़ने हेतु किया जाता है।

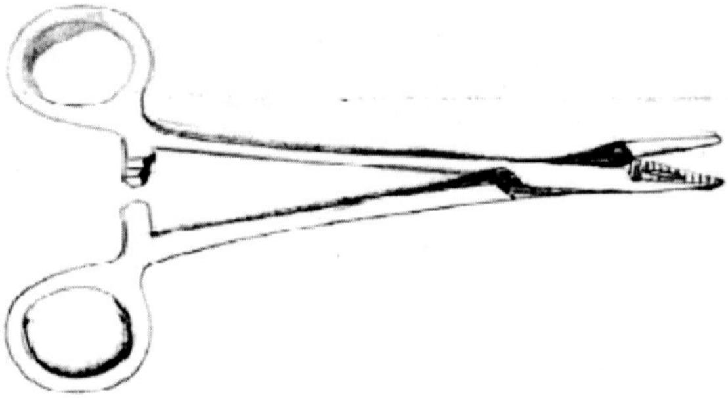

12. **सुई** : इसका उपयोग शल्य क्रिया में लगे चीरे पर टाँके लगाने हेतु किया जाता है।

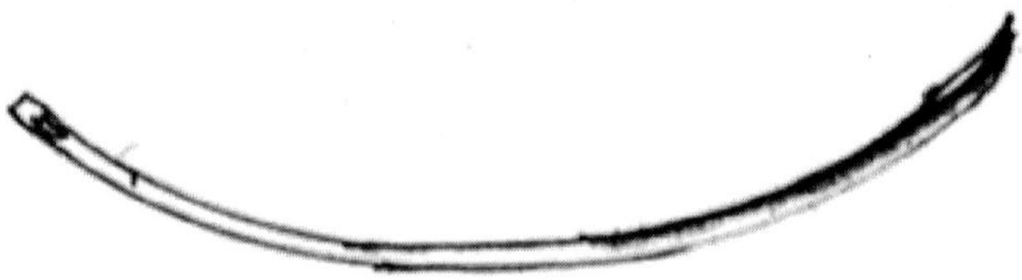

13. **टाँके काटने वाला कैंची** : यह चीरे पर लगे टाँके काटकर निकालने हेतु उपयोग किया जाता है।

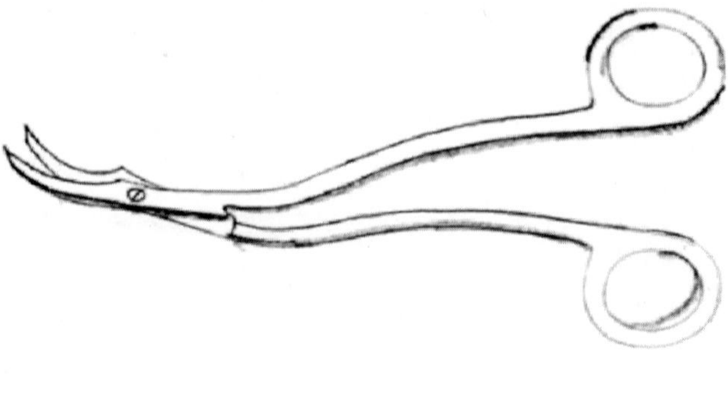

चूचकों एवं थन के उपकरण

1. **चूचक कैंची** : इसका उपयोग चूचक नाल के अन्दर किसी भी प्रकार के उभार अथवा अनावश्यक वृद्धियों को काटकर निकालने हेतु किया जाता है।

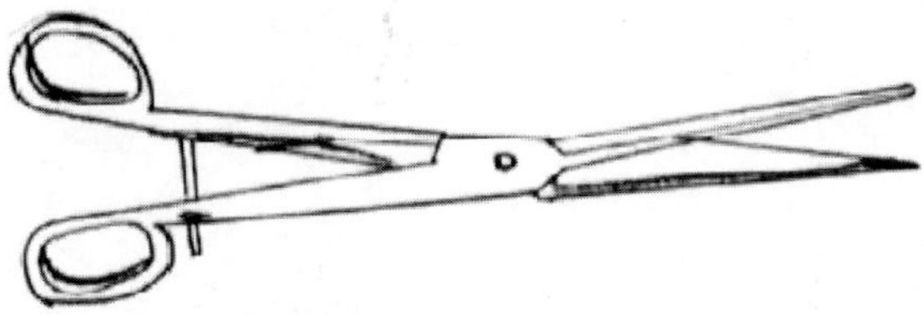

2. **चूचक स्लीटर** : इसका उपयोग बंद हो चुके चूचकों को चूचक नाल में उपस्थित उत्तकों की वृद्धियों को काटने हेतु किया जाता है।

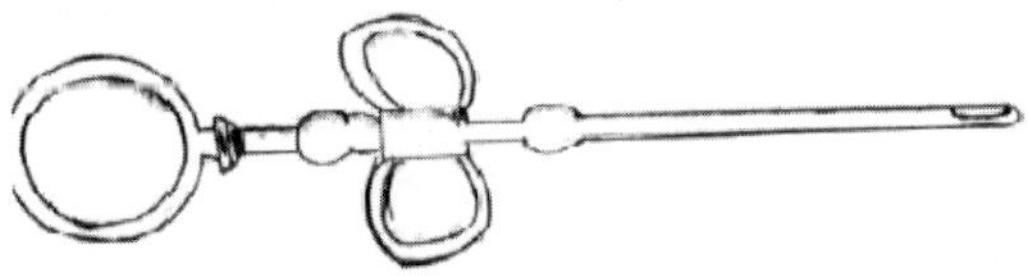

3. **दूग्ध नलिका** : इसका उपयोग चूचक नाल के अन्दर दुग्ध प्रवाह को बनाये रखने हेतु उपयोग होता है।

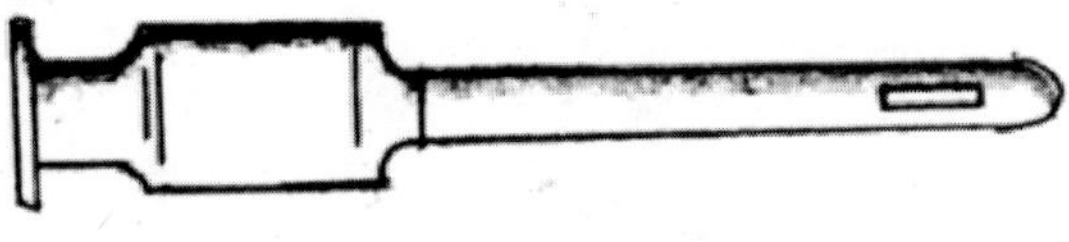

4. **चूचक ठेपी या प्लग** : यह शल्य क्रिया उपरान्त चोट लगने इत्यादि पर चूचक नलिका को बंद होने से रोकने हेतु किया जाता है।

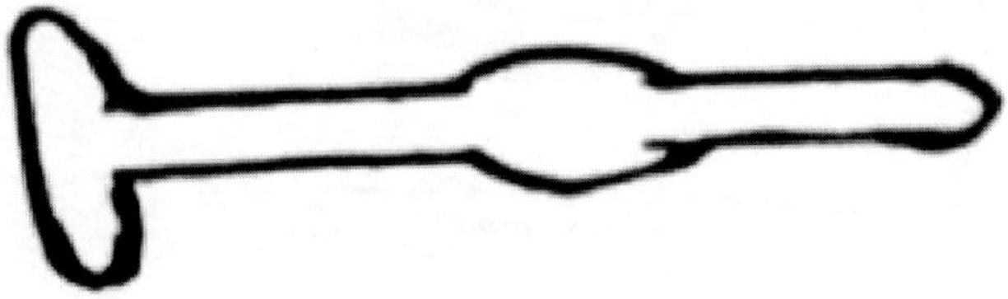

5. **चूचक कैंसर निष्कासक** : इसका उपयोग चूचक नलिका के अन्दर उपस्थित कैंसर एवं कैंसर जैसी वृद्धि को बाहर निकालने के लिए किया जाता है।

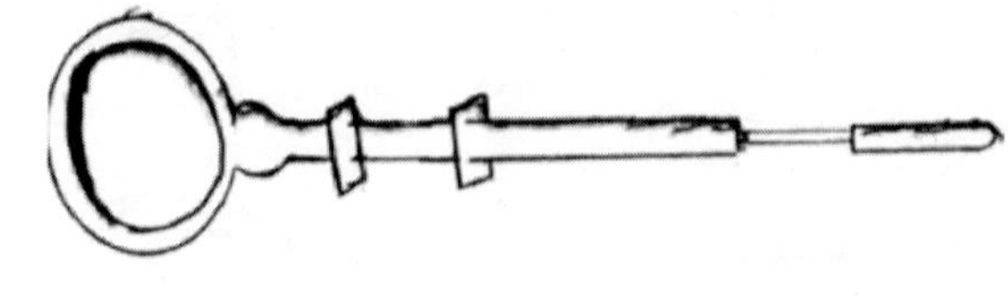

6. **थन संचार नलिका** : यह थन के अन्दर औषधीय द्रव्यों का प्रवाहित या प्रवेशित करने हेतु उपयोग किया जाता है।

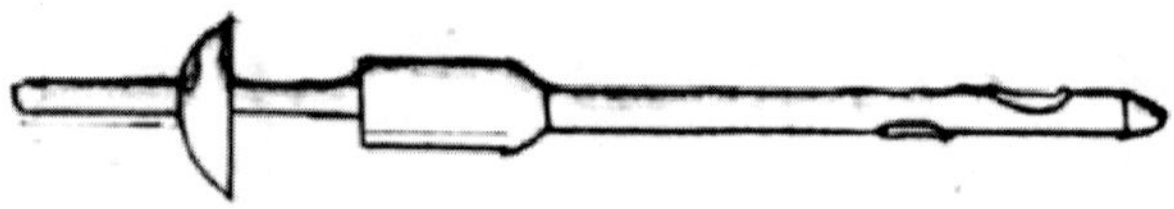

कुछ विशिष्ट उपकरण

1. **गन्थर मुख गैंग** : इसे बड़े पशुओं जैसे : गाय, भैंस, बकरी इत्यादि के मुख को खोलकर परीक्षण अथवा औषधि प्रवेशित करने हेतु किया जाता है।

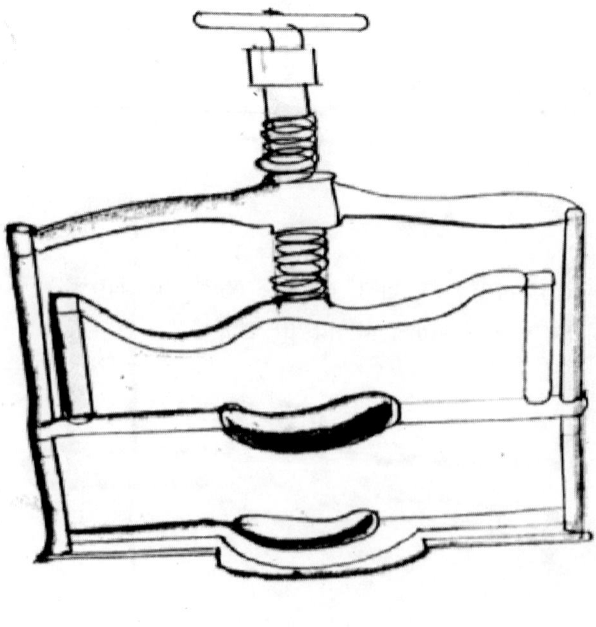

2. **छेदक एवं नलिका** : इसका उपयोग रूमेन (अमाशय) में उपस्थित गैस को बाहर निकालने हेतु किया जाता है।

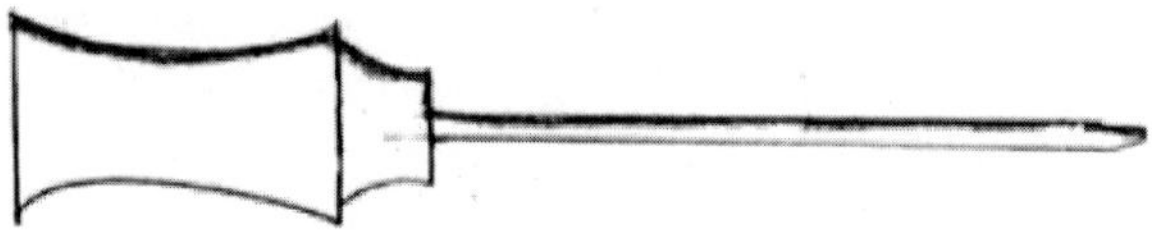

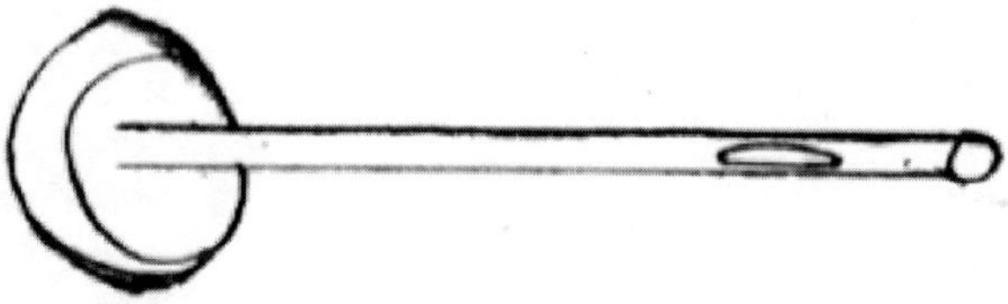

3. **श्वान दंत मुख गैंग** : इसे श्वान को मुख खोलकर परीक्षण अथवा औषधि प्रवेशित करने हेतु किया जाता है।

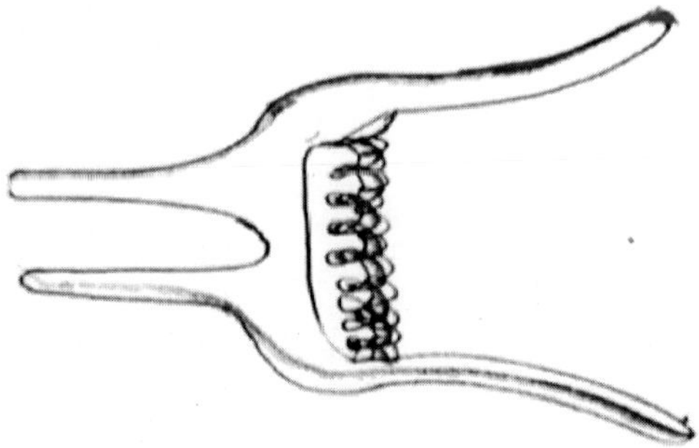

4. **बर्डिजों बधियाकरण उपकरण** : यह बैल, भेड़, बकरी आदि के नरों के बधियाकरण हेतु किया जाता है। इसमें किसी भी प्रकार का रक्त प्रवाह नहीं होता है।

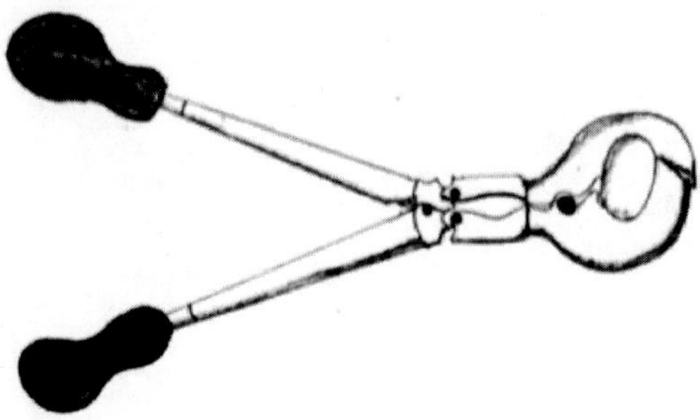

□□□

अध्याय 2

अस्पताल की तैयारियाँ

किसी भी प्रकार की शल्य क्रिया एवं उपचार हेतु अस्पताल एवं उपकरणों की तैयारियाँ पूर्व में बहुत महत्वपूर्ण होती हैं। तैयारियाँ मुख्यतः शल्य क्रिया संबंधित कक्षों उपयोग में आने वाले औजारों एवं उपकरणों के लिए होती हैं। एक अस्पताल विभिन्न कक्षों या विभागों में बँटा होता है तथा सभी कक्षों एवं विभागों को शल्य क्रिया से पूर्व तैयार कर लिया जाता है।

अस्पताल के विभिन्न कक्ष या विभाग एवं तैयारियाँ

1. **शल्य क्रिया हेतु तैयारी कक्ष** : यह मुख्यतः दो प्रकार की होती है:
    1. **मरीज की तैयारी हेतु कक्ष** : यह वह कक्ष होता है जहाँ शल्य क्रिया से पूर्व मरीज की समस्त तैयारी जैसे : शल्य क्रिया वाले स्थान के बाल काटना, एवं साफ–सफाई से संबंधित कार्य किये जाते हैं। यहाँ से ही मरीज को तैयारी पश्चात शल्य क्रिया कक्ष में भेजा जाता है।
    2. **शल्यज्ञ की तैयारी हेतु कक्ष** : इस कक्ष में शल्यज्ञ अपने अपने कपड़े बदलना, हाथों को धोना इत्यादि कार्य करता है।
2. **शल्य क्रिया कक्ष** : शल्य क्रिया कक्ष निम्न प्रकार के होते हैं :
    1. **बड़े पशुओं हेतु शल्य कक्ष** : सामान्यतः बड़े पशुओं हेतु शल्य क्रिया कक्ष का आकार 1200 वर्ग फीट होता है तथा आवश्यकतानुसार यहाँ पर ट्रेविस टेबल, स्वचालित शल्य क्रिया प्लेटफार्म अन्य उपकरण आदि उपस्थित होता है।
    2. **छोटे पशुओं हेतु शल्य क्रिया कक्ष** : छोटे पशुओं के शल्य क्रिया कक्ष का आकार सामान्यतः 600 वर्ग फीट होता है तथा इस कक्ष के अन्दर शल्य क्रिया स्वचालित शल्य टेबल, विशेष उपकरणों सहित शल्य क्रिया से संबंधित समस्त आवश्यकताएँ उपस्थित होती हैं।
    3. **दूषित युक्त कक्ष** : शल्य क्रिया के दौरान उपयोग हुई समस्त चीजें जैसे : शल्यज्ञ के कपड़े, मरीज के कपड़े इत्यादि जो कि शल्य क्रिया के दौरान दूषित या संक्रमित हो गए हैं उन्हें यहाँ रखा जाता है ताकि इन चीजों से अन्य किसी व्यक्ति, पशु अथवा उपकरणों इत्यादि को संक्रमण न फैले।

4. **रोग निवर्ता कक्ष (रिकवरी कक्ष)** : यह वह कक्ष है जहाँ मरीजों को शल्य क्रिया के उपरान्त बेहोश या अचेत अवस्था से उन्हें सामान्य अवस्था में आने तक रखा जाता है।

5. **गहन चिकित्सा कक्ष** : यह सबसे महत्वपूर्ण एवं विभिन्न प्रकार के उपकरणों तथा आपातकालीन दवाइयों से परिपूर्ण होता है। इस कक्ष में उन मरीजों को लाया जाता है जिसकी हालत बहुत नाजुक अथवा जिसे तत्काल चिकित्सा की जरूरत हो।

3. **जैवनाशीकरण या स्टरलाइजेशन कक्ष** : यह वह कक्ष है जहाँ पर शल्य क्रिया में उपयोग हो चुके कपड़ों, उपकरणों, औजारों तथा अन्य पुनः उपयोग योग्य वस्तुओं की धुलाई तथा सूक्ष्म जीवाणुओं रहित करके उसे शल्य क्रिया के लिये तैयार किया जाता है। यहाँ पर पानी की हीटर, आटोक्लेव मशीन एवं साफ–सफाई, धुलाई से संबंधित समस्त वस्तुएं रखी होती हैं।

□□□

अध्याय 3

शल्य क्रिया के पूर्व मरीज की तैयारियाँ

शल्य क्रिया के पूर्व मरीज की तैयारियाँ उतना ही महत्वपूर्ण है जितना कि शल्य क्रिया के दौरान तथा पश्चात। यह तैयारियाँ मुख्यतः निम्नलिखित बातों पर निर्भर करती हैं:

1. **आपातकालीन स्थिति** : इस स्थिति में मरीजों के लिए शल्य क्रिया की पूर्व की तैयारियों को विधिवत् न करके उसकी शारीरिक स्थिति को ध्यान में रखकर निर्णय लिया जाता है तथा यह भी ध्यान रखा जाता है कि मरीज का जल्द से जल्द इलाज किया जाए।

2. **योजनापूर्ण शल्य क्रिया** : इस स्थिति में मरीज की शल्य क्रिया हेतु पर्याप्त समय होता है तथा शल्य क्रिया को अपनी सुविधानुसार कुछ समय के लिए टाला या कुछ समय पश्चात किया जा सकता है। योजनापूर्ण शल्य क्रिया में मरीज की शल्य क्रिया पूर्व की तैयारियों हेतु पर्याप्त समय होता है।

शल्य क्रिया पूर्व तैयारियाँ

(अ) इतिहास : इसमें पशु मालिक से पशु संबंधित समस्त जानकारी चरणबद्ध तरीके से पूछ लिया जाता है।

जैसे :
1. पूर्व में बीमारियों से संबंध।
2. पूर्व में शल्य क्रिया।
3. शल्य क्रिया उपरान्त पशु में किसी भी प्रकार की समस्याएँ आदि।

(ब) चिकित्सकीय जाँच : इसमें निम्नलिखित जाँच किये जाते हैं:

1. कार्यिकी मापन जैसे : तापमान, नाड़ीदर, ह्रदय गति इत्यादि।
2. पानी की कमी।
3. सामान्य मूत्र एवं मल प्रवाह।
4. त्वचा एवं बालों की स्थिति।

5. शल्य संबंधित स्थान या भाग के द्वारा किसी अन्य भाग की शारीरिक एवं कार्यिकी में अन्तर।
6. प्रभावित भाग को छूकर उसकी स्थिति ज्ञात करना ताकि शल्य क्रिया के पूर्व उसकी योजना बनाई जा सके।

(स) प्रयोगशाला जाँच : यदि मूत्र, खून मल या शारीरिक स्थिति या कार्यिकी में बदलाव दिखाई दे तब शल्य क्रिया पूर्व प्रायोगिक जाँच करना जरूरी होता है।

जैसे :

1. खून की कमी होने पर खून की जाँच।
2. मूत्र की सान्द्रता या रंग परिवर्तित होने पर जाँच।
3. तापमान, नाड़ी दर, हृदय गति, अनियमित होने पर जाँच।
4. अनियमित आकृति के उभारों जैसेः कैंसर में कोशिका की कोशकीय जाँच आदि।

(द) जाँच हेतु मशीनों का प्रयोग : कुछ स्थितियों में शल्य क्रिया पूर्व कई बीमारियों का शल्य योग्य स्थिति बनने पर मशीनों द्वारा जाँच की जरूरत होती है।

जैसे :

1. रेडियोग्राफी (क्षय किरणें) : हडडी टूटने की स्थिति में।
2. अल्ट्रासोनोग्राफी : आन्तरिक अंगों तथा मादाओं में शल्य द्वारा प्रसव पूर्व।
3. इलेक्ट्रोकार्डियोग्राम (ई.सी.जी.) : हृदय तथा हृदय संबंधित जानकारी हेतु।
4. अन्य मशीनें जैसे : रक्तचाप हेतु मरीजों की निगरानी वाली मशीनें।

(घ) स्थिति नियंत्रक कारकों का प्रयोग :

1. **तरल चिकित्सा :** शल्य क्रिया के पूर्व अगर मरीज में पानी की कमी खून की कमी हो तो सर्वप्रथम पर्याप्त मात्रा में चिकित्सकीय तरलों का प्रयोग कर उनकी पानी एवं खून की मात्रा को सामान्य लाने का प्रयास करें।
2. **जैव प्रतिरोधी एवं सहायक दवाएँ :** अगर मरीज को किसी भी प्रकार का संक्रमण हुआ हो अथवा संभावना हो तो जैव प्रतिरोधी तथा सहायक दवाओं का प्रयोग करें।
3. **उपवास :** शल्य क्रिया के दौरान होने वाले अनियमितताओं से बचने हेतु निर्धारित समयानुसार मरीजों का उपवास कराएं।

जैसे :

1. बड़े पशुओं हेतु : सामान्यतः 24–48 घंटे या 12–24 घंटे।
2. छोटे पशुओं हेतु : 6–12 घंटे।

4. **नहलाना तथा सफाई** : अगर मरीज की सभी कार्यिकी माप सही है तथा ऐसे शल्य क्रिया हेतु तैयार करना जिसमें उसे नहलाया जा सके तो उसे शल्य क्रिया के पहले साफ करें एवं नहलाएं ताकि बाहरी सतह पर जमी गंदगी साफ हो जाए एवं शल्य क्रिया वाले स्थान पर संक्रमण न फैले।

जैसे : पथरी हेतु शल्य क्रिया।

रूमेन की शल्य क्रिया।

कैंसर की शल्य क्रिया आदि।

उपरोक्त क्रमांक 1 से लेकर 5 तक की बिन्दुओं का पालन शल्य क्रिया के कुछ दिनों (2–3 दिन) पूर्व किया जाता है।

शल्य क्रिया के दिन की तैयारियाँ

1. शल्य क्रिया वाले स्थान में स्थित बालों को कैंची से काट दें।

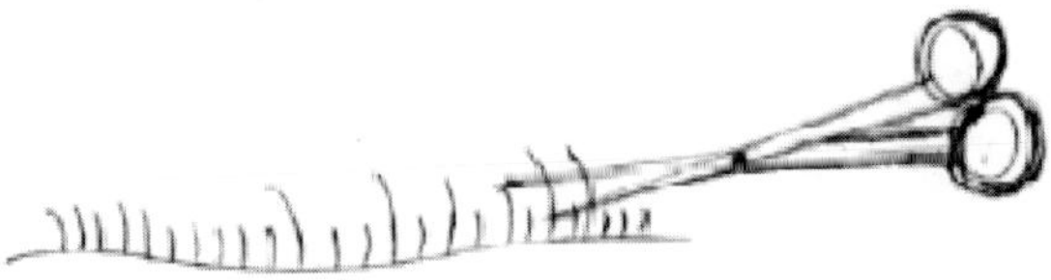

2. काटे गये बालों के बचे हिस्सों को शेविंग ब्लेड या विद्युतीय शेवर की सहायता से शेविंग करें।

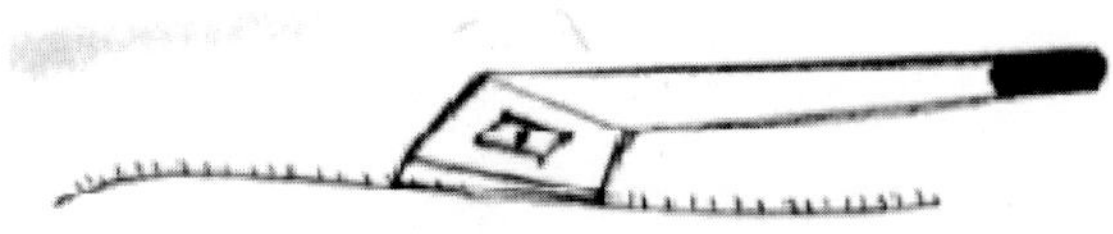

3. शेविंग किये गये स्थान को साफ पानी से धोएं।
4. धोने के पश्चात उसे असंक्रमित कपड़े से पोंछें।
5. कुछ देर सुखने दें।
6. जैव प्रतिरोधी द्रव्य जैसे : पोवीडोन आयोडीन 70 प्रतिशत इथाईल या आइसोप्रोपाइल अल्कोहल आदि का लेपन करें।

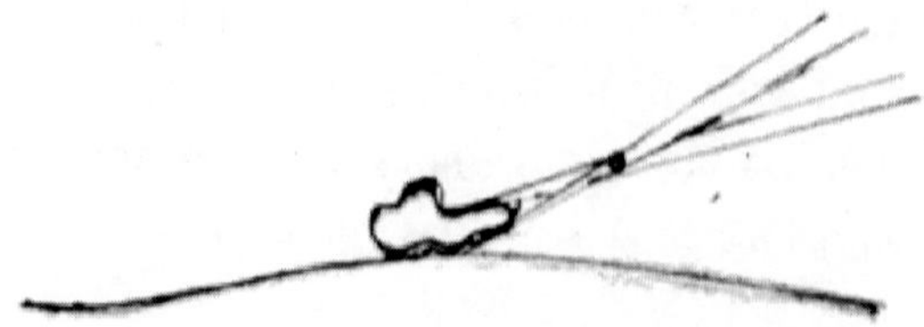

7. ध्यान रखें कि जैवप्रतिरोधी द्रव्य का लेपन एक दिशीय या चक्रीय क्रम में अन्दर से बाहर की तरफ हो तथा प्रत्येक बार प्रयुक्त पट्टी के टुकड़ों का लेपन पश्चात बदल दें।

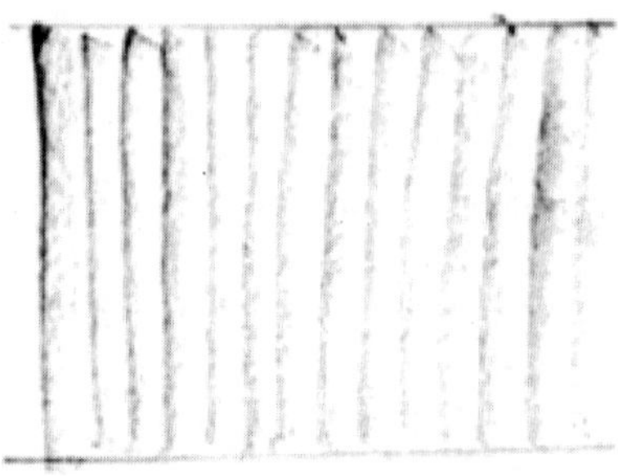

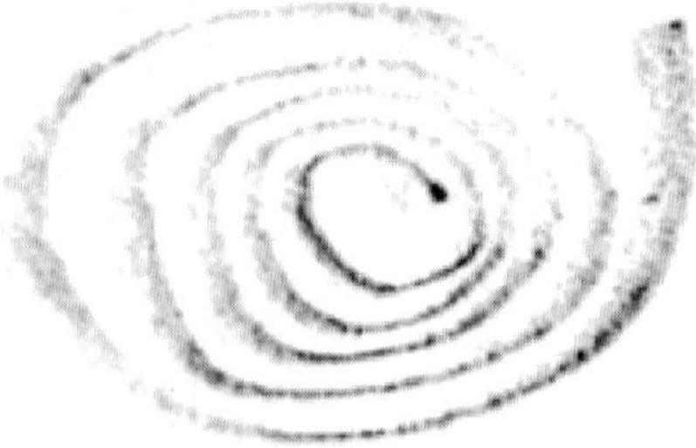

❑❑❑

अध्याय 4

जैवनाशीकरण

जैवनाशीकरण : यह वह प्रक्रिया है जिसमें सूक्ष्मजीवों का उनके बीजाणु सहित सम्पूर्ण रूप से नष्ट कर दिया जाता है।

उद्देश्य : **1.** सूक्ष्मजीव रहित वातावरण हेतु।

2. शल्य क्रिया के पूर्व शल्य उपकरणों का जीवाणु रहित करने हेतु।

3. जैवनाशीकरण के अभाव में होने वाले बीमारियों अथवा संक्रमण से बचाने हेतु।

जैवनाशीकरण की विधियाँ

1. उष्मीय विधि

(अ) **सूखी उष्मा** : इस विधि में अत्यधिक गर्म उपकरण जैसे : हॉट एयर ओवन में वस्तुओं (मुख्यतः काँच से बनी) को सामान्यतः 160 डिग्री सेन्टीग्रेड पर एक घण्टे अथवा 180 डिग्री सेन्टीग्रेड पर 20–30 मिनटों के लिए रखा जाता है।

(ब) **नम उष्मा** : इस विधि में भाप की सहायता से जैवरहित किया जाता है तथा इस हेतु आटोक्लेव जैसे उपकरण का उपयोग किया जाता है। शल्य उपकरणों का मुख्यतः इस विधि द्वारा ही जैवरहित किया जाता है। इसमें तापमान 121 डिग्री सेन्टीग्रेड एवं दबाव 15 पाउण्ड रख कर 15 मिनिट तक पानी को ऑटोक्लेव में उबालकर भाप उत्पन्न की जाती है।

(स) **पानी उबालकर** : इस विधि में साफ पानी को उबालने के पश्चात 5 मिनट तक उपकरणों जैसे : सुईयाँ, सिरिंज आदि को डुबा कर रखा जाता है।

(द) **आग से सम्पर्क** : इसमे उपकरणों को सीधे जलते आग के सम्पर्क में 5–10 मिनटों के लिए रखा जाता है।

2. रासायनिक विधि

इस विधि द्वारा सूक्ष्मजीवियों का रासायनिक यौगिकों के माध्यम से नष्ट किया जाता है। **जैसे** : अल्कोहल, आयोडीन के यौगिक, फार्मेलिन, इथाइलीन आक्साइड इत्यादि। इसमें रसायनों का द्रव्य अथवा गैस रूप में उपयोग किया जाता है तथा यह मुख्यतः शरीर की सतह, प्रयोग शालाओं, शल्यक्रिया कक्ष आदि की सफाई हेतु की जाती है।

3. यांत्रिकी विधि

यह विधि मुख्यतः प्रयोगशालाओं की सफाई हेतु उपयोग किया जाता है। इस हेतु सूक्ष्म उपकरणों का उपयोग किया जाता है। जैसेः झिल्लीदार छननी, अल्ट्रासोनिक छननी आदि।

4. विकिरण विधि

इस विधि में किरणें जैसेः सूर्य, पराबैंगनी, गामा, क्षय आदि किरणों का उपयोग जैवनाशीकरण हेतु किया जाता है।

□□□

अध्याय 5

सामान्य कार्यिकी दर का मापन

तापमान दर मापन

तापमान मापन : यह शरीर की कार्यिकी में हो रही अनियमितताओं की जानकारी हेतु एक विधि है। शरीर के तापमान में अन्तर (सामान्य तापमान से बढ़ अथवा घट जाना) का पाया जाना अस्वस्थ स्थिति का संकेत होता है। शारीरिक तापमान मौसम, आयु, प्रजाति, कार्यशीलता इत्यादि पर निर्भर करती है।

तापमान ज्ञात करने हेतु स्थान : अन्तः मलाशय द्वारा।

तापमान ज्ञात करने हेतु उपकरण : शीतोष्ण मापक यंत्र (थर्मामीटर)।

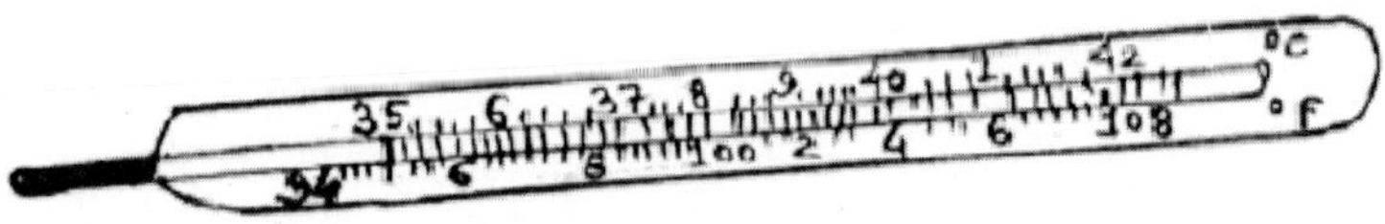

तापमान मापन से पूर्व सावधानियाँ

थर्मामीटर हेतु

1. थर्मामीटर अच्छी क्वालिटी का हो।
2. थर्मामीटर को अच्छी तरह से साफ हो, उसमें किसी भी प्रकार की गंदगी न हो।
3. प्रत्येक बार उपयोग पश्चात उसे स्प्रीट अथवा जीवाणु रोधक द्रव्य से साफ करके रखें।
4. थर्मामीटर को उपयोग से पूर्व हिलाकर अन्दर उपस्थित पारे के स्तंभ या स्तर को नीचे गिरा लें।
5. थर्मामीटर के पतले छोर को आगे की तरफ तथा मोटे छोर को पीछे की तरफ रखें।
6. थर्मामीटर के पतले छोर को हाथों से न छुएं केवल मोटे भाग को ही पकड़ें।
7. उपयोग के पश्चात थर्मामीटर केवल निर्धारित जगह पर ही रखें।

पशुओं की स्थिति

1. बड़े जानवरों को ट्रेविस के अन्दर रखकर तापमान लें।
2. छोटे जानवरों जैसे : श्वान, बिल्ली इत्यादि के मुख बाँधकर तापमान लें।
3. तापमान लेने से पूर्व बड़े जानवरों के मलाशय में उपस्थित गोबर को यथासंभव बाहर निकाल लें।
4. पशुओं को बाहर से आने के तुरन्त बाद तापमान न लें।

तापमान लेने वाले की स्थिति

1. पशुओं से एक निर्धारित दुरी बनाएं रखें।
2. एक हाथ से पूँछ तथा दूसरे हाथ से थर्मामीटर पकड़ें।
3. ध्यान रखें, गोबर निकालने के पश्चात थर्मामीटर का पतला छोर मलाशय की आन्तरिक दीवार (श्लेष्मी परत) पर जुड़ा हो।
4. पशुओं की गतिशील होने की स्थिति में अपनी स्थिति को भी उसके अनुसार बदलें।
5. सबसे महत्वपूर्ण ध्यान यह रखें कि थर्मामीटर तापमान लेने के दौरान टूटे नहीं।

तापमान लेने की विधि

1. उपरोक्त दिये गये तैयारियों के पश्चात सर्वप्रथम पारे के स्तर को देख लें तथा उसे निचले स्तर तक ले आएं।
2. थर्मामीटर को धीरे–धीरे मलाशय तक पहुचाएं, जबरदस्ती न करें।
3. पशु के गतिशील होने की स्थिति में थोड़ी प्रतीक्षा करें।
4. अब मलाशय की दीवार पर पतला छोर को तिरछे स्थिति में रखते हुए 1–2 मिनट तक प्रतीक्षा करें।
5. तत्पश्चात धीरे से थर्मामीटर को बाहर निकालें।
6. थर्मामीटर पर उपस्थित मल को रूई से साफ कर लें।
7. थर्मामीटर को प्रकाश स्त्रोत की तरफ रखकर पारे के स्तर को जाँच करें।
8. पारे के स्तर जहाँ समाप्त हो रहा हो, वही पशु के शरीर का तापमान होगा।

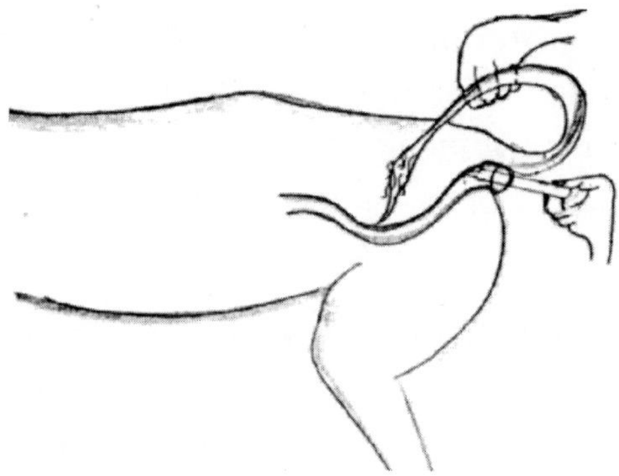

श्वसन दर मापन

नाड़ी दर एवं तापमान मापन के समान श्वसन दर मापन भी एक महत्वपूर्ण जानकारी है। श्वसन दर मापन के द्वारा श्वसन प्रणाली से संबंधित किसी भी प्रकार की जानकारी अथवा अनियमितताओं का प्रारंभिक ज्ञान प्राप्त किया जा सकता है।

श्वसन दर : एक पूरे श्वसन की प्रक्रिया श्वास लेने तथा श्वास छोड़ने पर पूर्ण होती है तथा दोनों प्रक्रिया के पूर्ण होने पर हम उसे श्वसन दर कहते हैं।

श्वसन दर मापन हेतु विधि

1. **हस्तों के उपयोग द्वारा** : इस विधि में श्वसन दर मापन हेतु हथेली को पशुओं के नाक के सामने नथुनों के पास रखा जाता है तथा शरीर के अन्दर से आने वाले हवा का हथेली में टकराव की संख्या प्रति मिनट ज्ञात की जाती है। यह मुख्यतः गौवंशीय, भैंसवंशीय, अश्वों, भेड़ों एवं बकरियों में की जाती है।

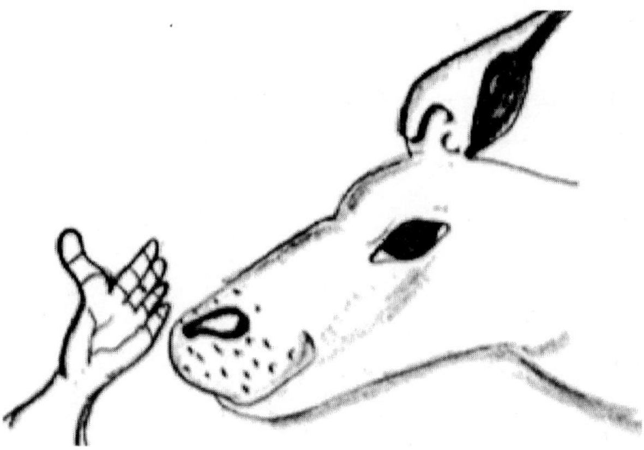

2. **छाती (पसलियों) एवं पेट की गति** : इस विधि में श्वसन प्रक्रिया के दौरान हवा के अन्दर एवं बाहर जाने के फलस्वरूप छाती तथा पेट के आकार में उतार–चढ़ाव जैसे परिवर्तन बाह्य रूप से दिखाई पड़ते हैं जिसे हम प्रति मिनट घटने एवं बढ़ने की स्थिति में माप लिया जाता है। यह प्रायः सभी प्रकार के पशुओं के लिए उपयोगी है।

3. **श्वसन दर मापन हेतु स्टेथोस्कोप का प्रयोग** : इसमें स्टेथोस्कोप नामक यंत्र को छाती के उपर पसलियों में रखा जाता है तथा श्वसन के दौरान उत्पन्न हो रहे घर्षण जैसी आवाज की गणना प्रति मिनट ज्ञात की जाती है। यह विधि भी प्रायः सभी प्रकार के पशुओं तथा मुख्यतः श्वान एवं बिल्लियों के लिए उपयोगी होती है।

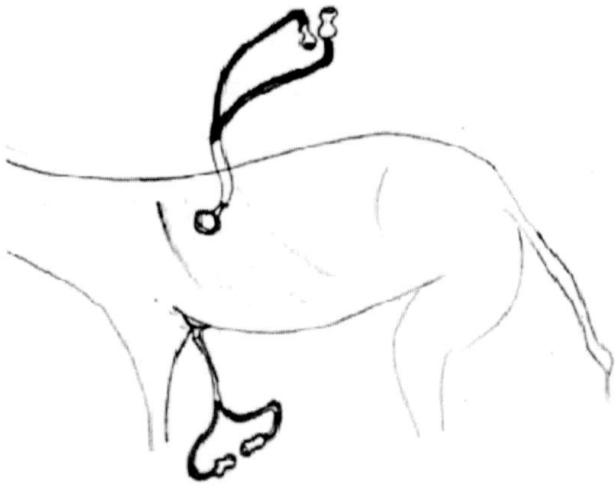

नाड़ी दर (Pulse) का मापन

गौवंशीय एवं भैंसवंशीय पशु : रक्त नालिकाओं में खून बहाव से उत्पन्न घर्षण को महसूस करके मापा जाता है।

स्थान : पूँछ के निचली सतह पर उपस्थित कोक्सीजियल धमनी के माध्यम से।

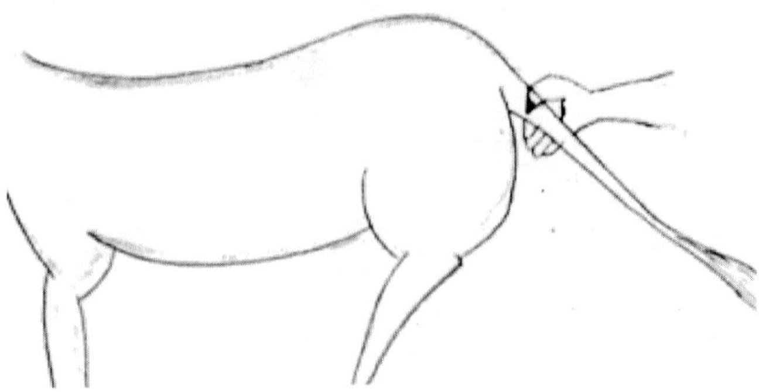

भेड़ एवं बकरियों में

स्थान : पिछले पैर में अन्दर सतह पर उपस्थित फिमोरल धमनी।

श्वान तथा बिल्लियों में

स्थान : भेड़ एवं बकरियों की तरह फिमोरल धमनी।

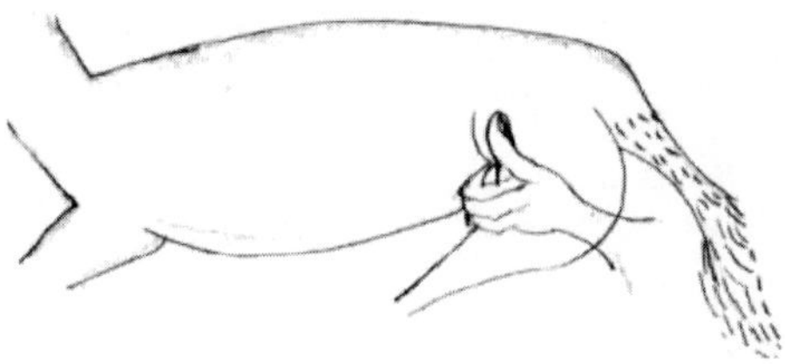

अश्वों में

स्थान : निचले जबड़ों के पास (बाह्य मैक्सीलरी धमनी)।

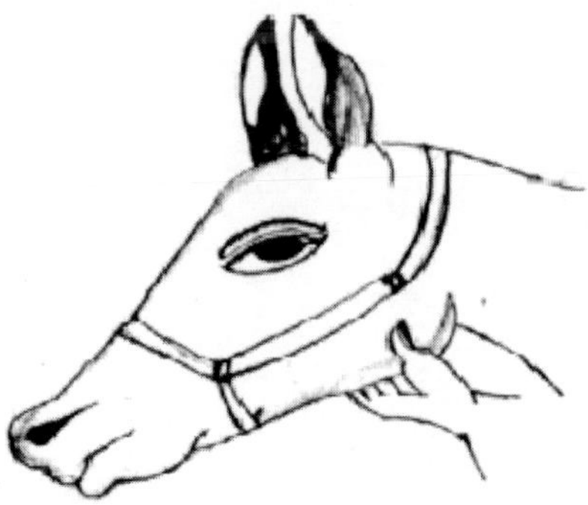

पक्षियों में

स्थान : पक्षी के पंखों के आन्तरिक सतह पर उपस्थित पंख धमनी से।

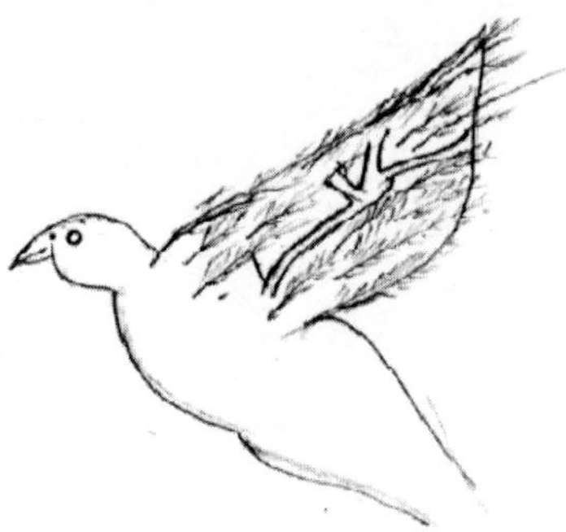

❑❑❑

अध्याय 6

घाव

शरीर में उपस्थित त्वचा या चमड़ी में किसी भी प्रकार की अनिरंतरता पाया जाना घाव कहलाता है।

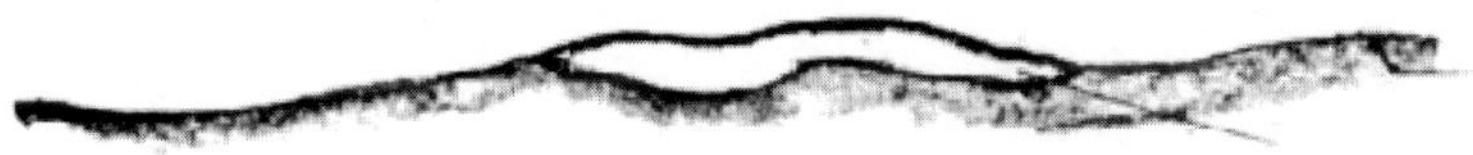

कारण : यह मुख्यतः किसी भी स्त्रोत से उत्पन्न चोट लगने के कारण होती है। जैसे:

भौतिक स्त्रोत :
1. ठोस सतह पर गिरने या रगड़ खाने की वजह से।
2. मोटरयान दुर्घटना से उत्पन्न चोट।

रासायनिक :
1. सान्द्र रसायन (सलफ्युरिक अम्ल, हाइड्रोक्लोरिक अम्ल) आदि के सम्पर्क में आने पर।
2. ज्वलनशील पेट्रोलियम पदार्थ आदि।

घाव के प्रकार : घाव विभिन्न प्रकार के होते है तथा इन्हें निम्नलिखित वर्गीकरण के अनुसार समझा जा सकता है:

1. **संक्रमण एवं समयावधिनुसार** : इस प्रकार के घाव की पहचान सूक्ष्म जीवाणुओं द्वारा प्रदर्शित संक्रमण तथा घाव निर्माण की अवधि के अनुसार पहचाना जाता है।

   (अ) **शल्य या असंक्रमित घाव** : यह घाव संक्रमण मुक्त होता है, क्योंकि इस प्रकार के घाव में संक्रमण के लक्षण जैसे मवाद बनना इत्यादि दिखाई नहीं देते हैं। **उदाहरण** : शल्य जनित घाव।

   (ब) **दूषित घाव** : सामान्यतः अगर घाव को बने 6–8 घण्टे हो चुके हैं तो उसे संक्रमित या दूषित घाव कहते हैं।

(स) **संक्रमित घाव** : अगर घाव को बने 6–8 घण्टों से ज्यादा हो चुके हैं तो उसे संक्रमित घाव कहते हैं, क्योंकि यह माना जाता है कि इसमें सूक्ष्म जीवाणुओं का संक्रमण हो चुका होता है।

2. घाव बनाने वाली वस्तु अनुसार :

(अ) **कटा घाव** : यह घाव तेज धार वाली वस्तुओं द्वारा उत्पन्न होती है।

उदाहरण : चाकू, ब्लेड।

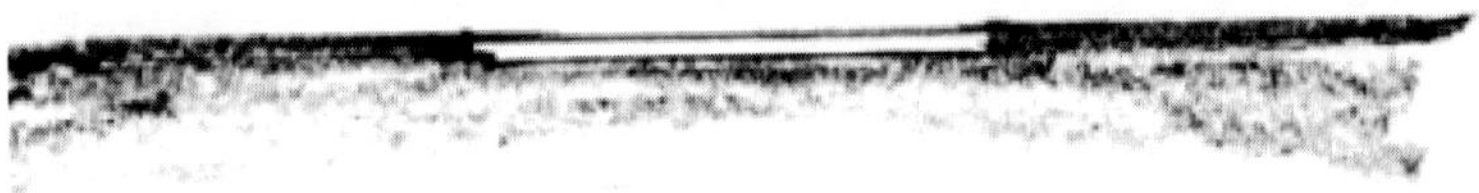

(ब) **फटे अनियमित घाव** : इस प्रकार के घाव अनियमित आकृति या उभार वाले वस्तुओं द्वारा उत्पन्न होती है।

उदाहरण : बगाड़ या घेरे लगाने वाले तार, मुड़े हुए काँटे आदि।

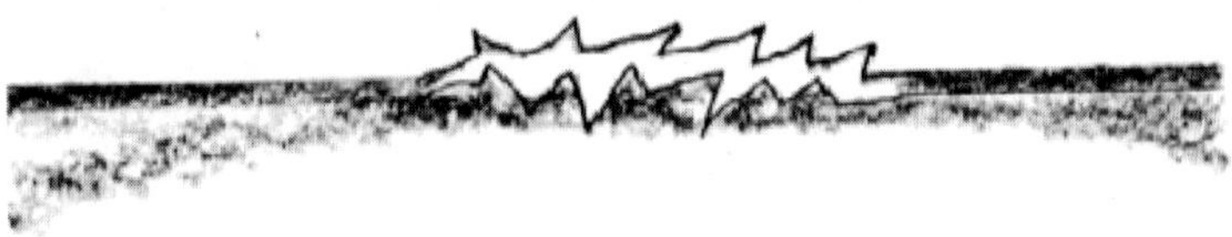

(स) **छिलनयुक्त घाव** : यह कठोर एवं खुरदुरे सतह पर रगड़ खाने की वजह से बनता है।

उदाहरण : खुरदुरा दीवाल या जमीन की सतह।

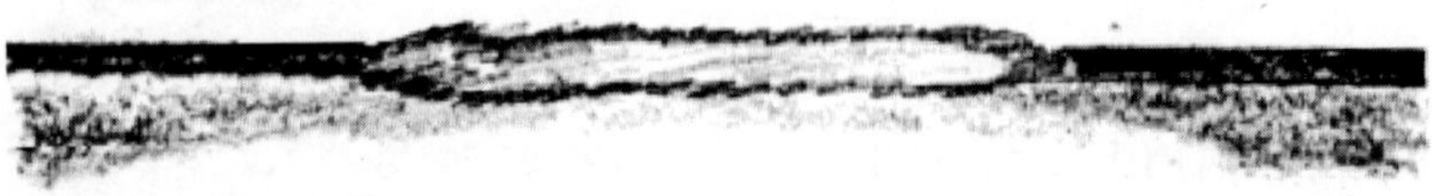

(द) **छेदक घाव** : यह किसी नुकीले वस्तु द्वारा निर्मित घाव है पर इस प्रकार के घाव में वस्तु शरीर के आन्तरिक भागों को प्रायः क्षति नहीं पहुँचाती है।

उदाहरण : भाला, कील।

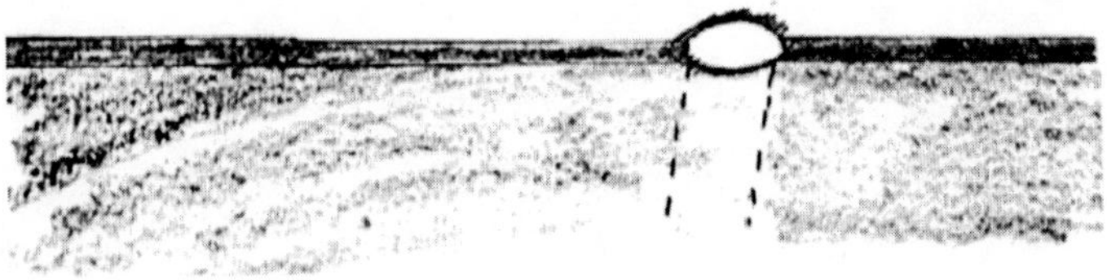

(इ) **छिद्रयुक्त घाव** : यह ऐसी वस्तु द्वारा उत्पन्न होता है जो शरीर के आर–पार हो जाए।

उदाहरण : बन्दूक की गोली से बनने वाला घाव।

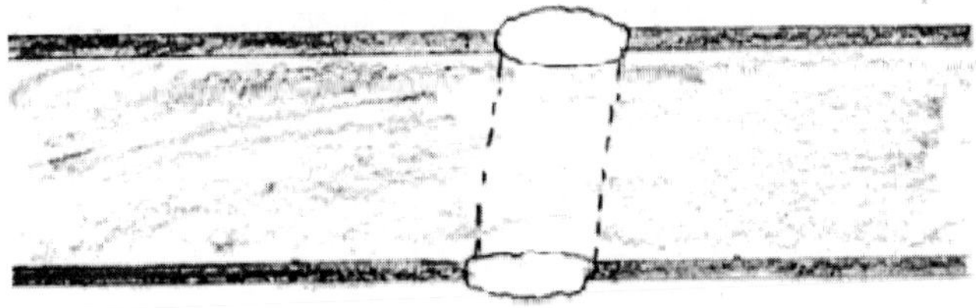

अन्य स्त्रोत

(अ) **लार्वायुक्त घाव** : यह चोट पर मक्खियों के बैठने पर प्रवेशित अण्डों द्वारा उत्पन्न घाव है। इसमें कुछ समय पश्चात अण्डों से लार्वा बाहर आ जाते हैं जो कि आसपास की उत्तकों को खाकर घाव का निर्माण कर देती हैं।

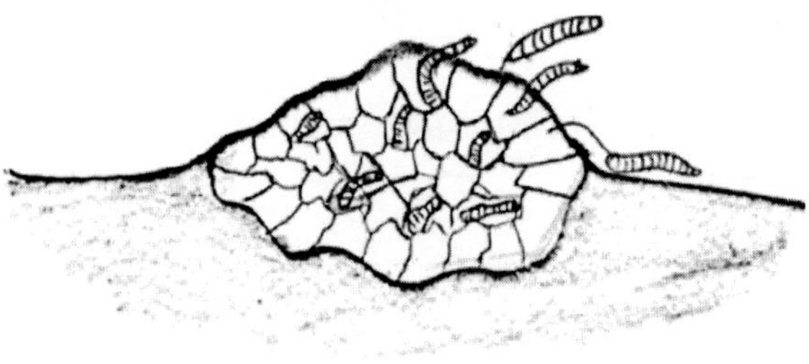

कारण : मक्खी के लार्वा।

पहचान : 1. ताजा घाव।

2. घाव से ताजा रक्त का बहाव।

3. मधुमक्खी के छत्ते समान आकृति बनना।
4. छत्ते युक्त आकृति या छिद्र पर जीवित लार्वा का पाया जाना।
5. घाव छूने पर किनारों पर सख्त एवं केन्द्र पर नरम पाया जाना।

उपचार :
1. सर्वप्रथम दस्ताने पहनें।
2. घाव को जीवाणु रहित तरल से धोएँ जैसे : 0.9 प्रतिशत तरल सोडियम क्लोराइड, 1–2 प्रतिशत पोटाश (पोटैशियम परमैंग्नेट) पानी में घोलने के पश्चात तरल बनाकर।
3. तद्पश्चात घाव में कुछ बूँद तारपीन तेल डालें।
4. कुछ समय की प्रतीक्षा करें।
5. अब जितने भी प्रत्यक्ष दिखाई देने वाले लार्वा है उन्हें चिमटी की सहायता से बाहर निकालते जायें तथा अलग पात्र में रखते जाएं।
6. तेल की कुछ और बूँदें जरूरत पड़ने पर डालकर विधि को दोहराएं।
7. घाव को जीवाणु प्रतिरोधी जैसे पोवीडान आयोडीन तरल से साफ कर उसमें मलहम लगाएँ।
8. घाव पर मक्खी भगाने वाले दवा का छिड़काव करें।
9. उपरोक्त विधि को तब तक दोहराएँ जब तक सभी लार्वा पूर्णतः समाप्त न हो जाएं।

बचाव :
1. घाव निर्मित होने पर उचित देखभाल एवं उपचार।
2. मक्खी से घाव का बचाव।

कुत्ते के काटने से निर्मित घाव : इस प्रकार के घाव कुत्ते/श्वान के काटने से निर्मित होती है।

कारक : कुत्ते/श्वान के दाँतों एवं पंजों से निर्मित घाव।

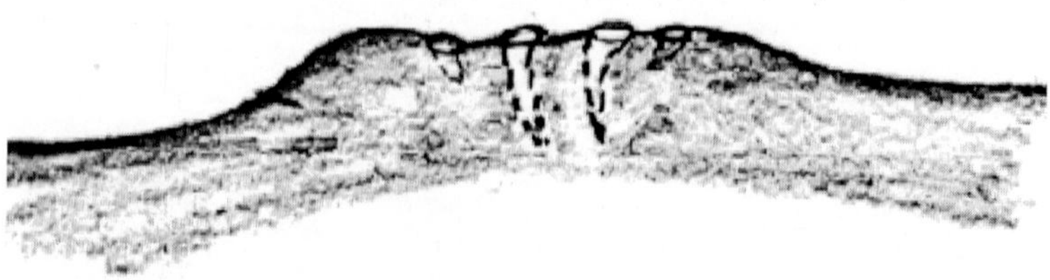

पहचान : 1. पशु मालिक से पूछताछ द्वारा।

2. काटे गये स्थान पर दाँतों के निशान एवं कभी–कभी दाँतों के साथ पंजों के निशान।

उपचार : 1. सर्वप्रथम दस्ताने पहनें।

2. काटे हुए भाग को जीवाणु प्रतिरोधी तरल से साफ करें।

3. घाव पर जीवाणु प्रतिरोधी मलहम लगाएं।

4. तत्काल निम्नानुसार टीकाकरण करें। मुख्यतः तब जब काटने वाले कुत्ते/श्वान का समयानुसार टीकाकरण न किया गया हो।

क्र.सं0	दिन	टीकाकरण
1.	0 दिन जिस दिन श्वान ने काटा हो	रेबीज प्रतिरोधी एवं टिटनेस (धनुष टंकार) का टीकाकरण
2.	3 दिन	रेबीज प्रतिरोधी टीकाकरण
3.	7 दिन	रेबीज प्रतिरोधी टीकाकरण
4.	14 दिन	रेबीज प्रतिरोधी टीकाकरण
5.	28 दिन	रेबीज प्रतिरोधी टीकाकरण
6.	90 दिन अगर जरूरत हो	रेबीज प्रतिरोधी टीकाकरण

सर्पदंश घाव : इस प्रकार का घाव किसी भी प्रकार के सर्प के काटने से निर्मित होता है।

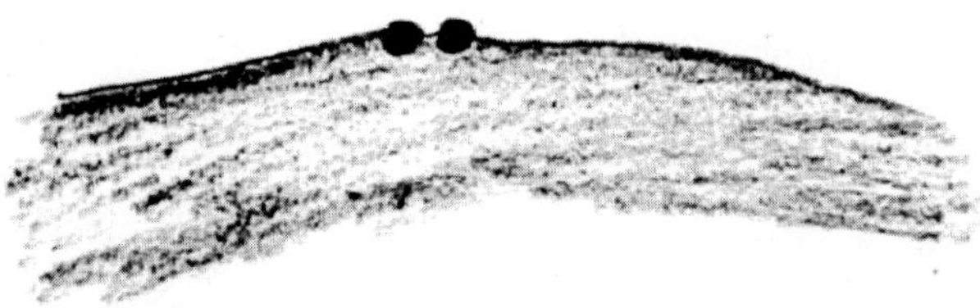

कारक : सर्प/साँप।

पहचान : 1. पशु मालिक की जानकारी द्वारा।

2. काटे गए स्थान पर सर्पदंश (दो बिन्दुओं का निशान) का निशान।

3. शरीर का नीला पड़ना।

4. कभी–कभी मुँह से झाग आना।

5. शरीर अचेत हो जाना।

उपचार :

1. दस्ताने पहनें।
2. काटे गये स्थान से उपर वाले हिस्से (जब हाथ अथवा पैरों में काटा गया हो) में नरम रस्सी अथवा कपड़े का रस्सी बनाकर बाँधें।
3. तत्काल जहर प्रतिरोधक टीकाकरण करें।
4. तरल जैसे (DNS, NS, RL) जैसे चिकित्सकीय द्रव्यों को नसों द्वारा प्रवेशित करें।
5. तरल के अलावा सहयोगी दवाइयाँ जैसेः विटामिन एवं एलर्जी प्रतिरोधी दवा आदि का उपयोग करें।
6. अन्ततः घाव को संक्रमण से बचाने हेतु उसे जैव प्रतिरोधी तरल एवं मलहम से उपचारित करें।
7. जरूरत होने पर उपरोक्त उपचारों को पुनः दोहराएं।

जहरीले कीट एवं पौधे : कभी–कभी घाव का निर्माण जहरीले कीटों के डंक तथा काटने से एवं जहरीले पौधों के सम्पर्क में आने से भी निर्मित हो जाती है।

कारक :

1. जहरीले कीटों के डंक।
2. जहरीले पौधों से सम्पर्क।

पहचान :

1. पशु मालिक से पूछताछ।
2. शरीर पर डंक के निशान (कीटों द्वारा)
3. शरीर पर दाने दार उभार या जलने जैसे निशान (कीटों एवं पौधों द्वारा)
4. धीरे–धीरे शरीर में निशानों का फैलना।

उपचार :

1. तरल द्रव्यों का नसों में प्रवाह
2. एलर्जी प्रतिरोधी दवाओं का प्रवेश।
3. अगर पौधों का जानकारी हो तो संबंधित पौधों के विषहारक या विषनाशक का उपयोग।
4. विटामिन बी यौगिक युक्त दवा का प्रवेश।
5. निर्मित घाव पर मलहम द्वारा उपचार।
6. स्थिति अनुसार उपरोक्त उपचारों को दोहराएँ।

□□□

अध्याय 7

फोड़ा

फोड़ा : फोड़ा एक घेराव एवं गुहायुक्त संरचना है जिसमें मवाद भरा होता है।

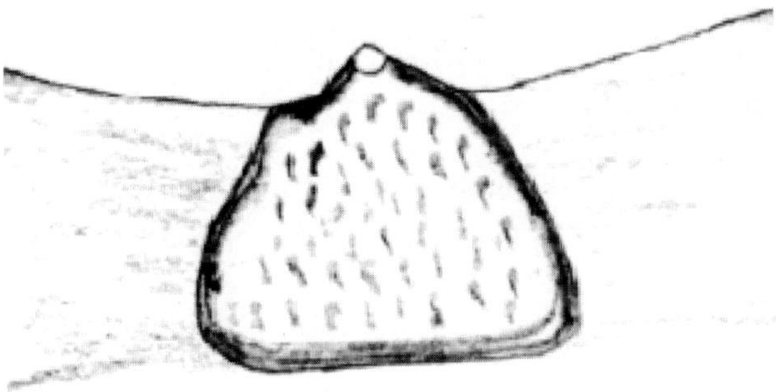

कारक : मुख्यतः यह किसी भी प्रकार के चोट या घाव में संक्रमण पश्चात उत्पन्न होता है।

संक्रमण कारक : जीवाणु जैसे : स्ट्रेप्टोकोकस, स्टेफाइलोकोकस एवं कोरायनीबैक्टीरियम प्रजाति आदि।

फोड़े की संरचना एवं भाग

फोड़े की संरचना सामान्यतः पिरामिडनुमा होता है तथा यह प्रारम्भ में किनारों पर कठोर तथा मध्य का हिस्सा नरम, नुकीला तथा छूने पर नुकीला भाग अस्थिर (गतिशील) होता है। फोड़ा निम्नलिखित भागों से मिलकर बना होता है:

1. चिपचिपा द्रव्य (मवाद)
2. मवाद बनाने वाली झिल्ली।
3. बाहरी भित्ति।

1. **चिपचिपा द्रव्य (मवाद) :** इसका निर्माण टूटे–फूटे कोशिका, मरे हुए जीवाणु, श्वेत रक्त कणिकाओं इत्यादि के मिश्रण से होता है।

2. **मवाद बनाने वाली झिल्ली** : यह थैलीनुमा संरचना है जो कि मवाद निर्माण में सहायक होती है तथा इस झिल्ली की उपस्थिति में फोड़े का पूर्ण इलाज नहीं हो पाता।

3. **बाहरी भित्ति** : यह त्वचा तथा अन्य स्तरों द्वारा बनी होती है जिससे मवाद वाली झिल्ली चिपकी होती है। इसी भित्ति की वजह से फोड़ा बाहर से उभरा हुआ प्रतीत होता है।

फोड़े के प्रकार

1. समयावधि अनुसार

(अ) तीव्र या एक्यूट फोड़ा : इसमें फोड़े सूजन (इन्फ्लामेशन) के लक्षण जल्द प्रदर्शित करता है एवं नरम होता है।

(ब) जीने या पुराना या क्रोनिक फोड़ा : इसमें फोड़े पुराने या लम्बे अन्तराल की वजह से कठोर हो जाते हैं तथा उपस्थित मवाद ज्यादा गाढ़ा, मोटा हो जाता है।

2. शरीर में उपस्थितिनुसार

(अ) सतही फोड़ा : यह शरीर की उपरी सतह जैसे : चमड़ी अथवा त्वचा पर पायी जाती है।

(ब) गहरा फोड़ा : यह शरीर की आन्तरिक सतह जैसे : माँसपेशीयों पर पायी जाती है। कभी–कभी आन्तरिक अंगों में भी पाया जाता है। जैसे : यकृत का फोड़ा।

फोड़ों के लक्षण

1. तीव्र या एक्यूट फोड़ों का लक्षणः
    1. लाल होना।
    2. सूजन का पाया जाना।
    3. छूने पर नरम एवं गर्म होना।
    4. छूने पर दर्द का अहसास होना।
    5. जिस भाग पर उपस्थित हो, उस भाग का क्रियाशील होना।
    6. फोड़े की नोक का गतिशील होना।
    7. स्वतः ही फोड़े का फूट जाने पर उसमें से मवाद आना।
    8. मरीज में कभी–कभी बुखार इत्यादि भी उपस्थित होता है।

2. जीर्ण अथवा पुराने फोड़ों के लक्षण

1. इसमें तीव्र का एक्यूट फोड़ों वाले लक्षण अनुपस्थित होते हैं। जैसे : लालिमा, सूजन, दर्द, गर्म होना आदि।
2. छूने पर कठोर होता है।
3. कम अथवा अगतिशील होता है।

फोड़े की पहचान

1. पशु पालकों से पूछताछ।
2. उपरोक्त लक्षणों द्वारा।
3. **असंक्रमित छिद्रन द्वाराः** इस विधि में सर्वप्रथम मरीज को सही तरीके से बाँधकर स्थिर किया जाता है। इसके पश्चात् फोड़े को जैवप्रतिरोधी द्रव्य की सहायता से लेपित किया जाता है (बाल उपस्थित होने पर बालों को हटाया जाता है) तथा दस्ताने युक्त हाथों से एक असंक्रमित सुई (जिसकी छिद्र अधिक हो) लें। अब उस सुई को फोड़े के उपर चुभाएँ एवं छिद्रित करें। अगर उसमें से मवाद आने लगे तब यह फोड़ा होगा।
4. **मशीनों का उपयोग :** यह मुख्यतः आन्तरिक अंगों में उपस्थित फोड़ों हेतु उपयोग होता है। जैसेः यकृत का फोड़ा।

मशीन : अल्ट्रासोनोग्राफी।

इसमें फोड़े की संरचना काले तथा सफेद धब्बों के मिश्रण जैसे प्रतीत होते हैं जिसे अल्ट्रासोनोग्राफी की भाषा में हाइपोइकोइक कहते हैं।

इलाज : फोड़े का इलाज निम्नलिखित चरणों में किया जाता हैः

1. **फोड़े को पकाना :** किसी भी फोड़े का पूर्ण रूप से ठीक होने के लिए उसे पकाया जाना आवश्यक होता है। अतः इसके लिए फोड़े को पकाने वाले कारकों का उपयोग किया जाता है।

जैसे : मैग्नीशियम सल्फेट, लिनसीड प्रलेप आदि।

उपरोक्त कारकों के लेप लगाकर फोड़ों को पकाया जाता है तथा यह विधि फोड़े पकने तक दोहराई जाती है।

2. मवाद का निस्तारण

1. मरीज को बाँधकर स्थिर करें।
2. सर्वप्रथम शल्य क्रिया से पूर्व की तैयारियाँ जैसे : बाल को काटना, शेविंग करना तथा जैवप्रतिरोधी द्रव्य लेपित करना।
3. फोड़े के आस–पास वाले भाग या चक्रीय क्रम में स्थानीय निश्चेतक (2 प्रतिशत लिग्नोकेन हाइड्रोक्लोराइड) की सहायता से निश्चित मात्रा में प्रवेशित कर उस भाग को संवेदना रहित करें।
4. पूर्ण संवेदना रहित होने के पश्चात उस भाग में शल्य छिद्र युक्त कपड़े को रखें ताकि बाकी भाग ढंक जाए।
5. अब असंक्रमित ब्लेड की सहायता से धन आकृति का कट लगाएँ।
6. धन आकृति कट लगाने पर निकले हुए चार किनारों को शल्य कैंची की सहायता से काट दें।
7. चार किनारों को काटने पर गोल छिद्र का निर्माण होता है।
8. निर्मित गोल छिद्र से सम्पूर्ण मवाद को दबाकर बाहर निकाल लें।
9. सम्पूर्ण मवाद के बाहर आने के पश्चात गुहा के अन्दर उपस्थित मवाद झिल्ली का रासायनिक कारक जैसे 1–2 प्रतिशत पोटैशियम परमैंग्नेट (1:1000) सान्द्रता में, या 2 प्रतिशत सिल्वर नाइट्रेट इत्यादि की सहायता से नष्ट करें।
10. अब उपस्थित गुहा में टिंक्चर आयोडीन या पोवीडीन आयोडीन द्रव्य को पट्टी में भिगोकर अन्दर प्रविष्ट कर दें (इस प्रक्रिया को 24 घण्टों के अन्तराल में 2–3 दिनों के लिए दोहराएँ)।
11. फोड़े के उपर जैवप्रतिरोधी द्रव्य तथा मलहम की सहायता से फोड़े के पूर्ण से ठीक होने तक ड्रेसिंग करें।
12. अगर जरूरत हो तो जैवप्रतिरोधी एवं दर्दनिवारक दवा का प्रयोग करें।

सावधानियाँ : 1. फोड़े तथा आस–पास को साफ–सुथरा रखें।

2. फोड़े को ढंक कर रखें।

3. मक्खी भगाने वाले दवो का छिड़काव करें।

□□□

अध्याय 8

पुटी

सिस्ट (पुटी) : सिस्ट (पुटी) वह असामान्य संरचना है जिसमें धान के पैरे जैसे रंग का तरल भरा होता है तथा यह शरीर के किसी भी भाग में हो सकता है।

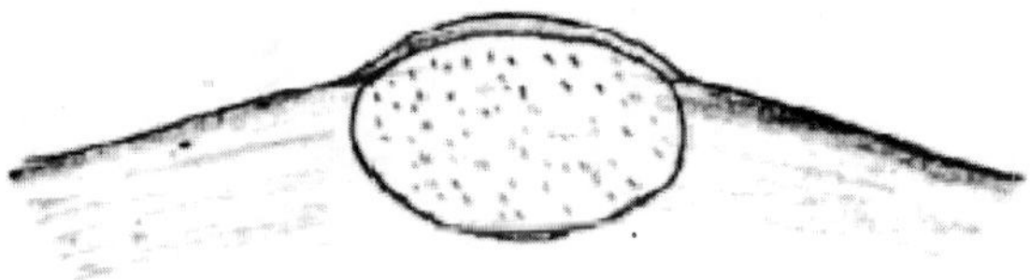

जैसे:

1. लार ग्रंथि का सिस्ट : यह सामान्यतः जीभ के नीचे जहाँ जीभ निचले तालु के साथ जुड़ा होता है या जबड़े के निचले भाग पर पाया जाता है।
2. आँख के कार्निया में जिसमें कई बार बाल भी जुड़े होते हैं।

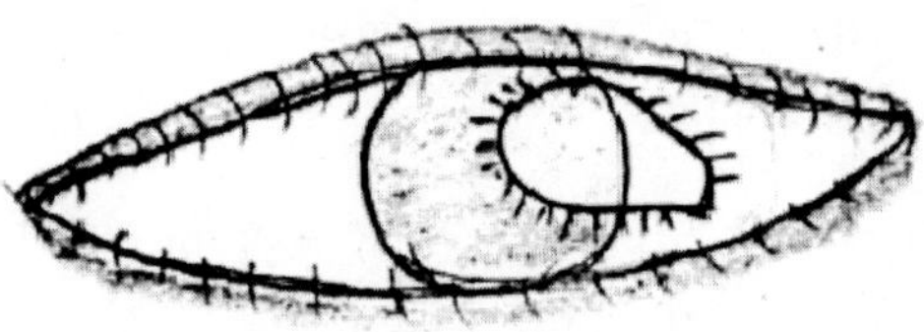

3. शरीर के विभिन्न भागों जैसे : छाती, पेट तथा पैरों पर।

लक्षण :

1. इसमें लालिमा, सूजन, दर्द जैसे लक्षण नहीं दिखाई देती है।
2. इसकी वृद्धि धीरे–धीरे होती है।
3. छूने पर वृद्धि गतिशील होती है।

4. इसके बढ़ने पर केवल भाग (जिसमें सिस्ट उपस्थित है) के कार्यक्षमता में अनियमितता पायी जाती है।

निदान

1. पशुपालक से प्रश्नोत्तरी माध्यम से।
2. उपरोक्त लक्षणों से।
3. विभेदक निदान फोड़े, कैंसर, हार्निया इत्यादि जैसे समान लक्षणों वाले वृद्धियों से।
4. खोजपूर्ण छिद्रण : सिस्ट को असंक्रमित सूइयों द्वारा छिद्रित कर तरल की जाँच द्वारा।

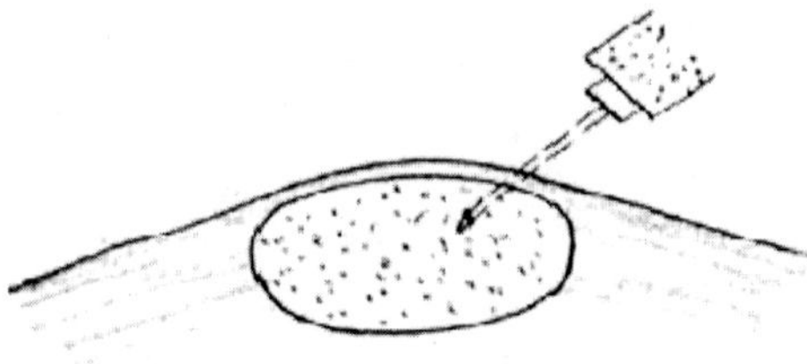

उपचार विधि : 1

1. सर्वप्रथम उपस्थित सिस्ट के आसपास के क्षेत्र को साफ करें, तत्पश्चात सिस्ट युक्त उभार पर जैव प्रतिरोधी द्रव्य लेपित करें (ध्यान रखें संवेदी अंगों जैसे : आँख इत्यादि को छोड़कर)।
2. अब साफ–सुथरी असंक्रमित सुई या अन्य छिद्रण हेतु उपयुक्त उपकरण से सिस्ट के उपर छिद्रित करें।
3. छिद्रित भाग से सिस्ट में उपस्थित समस्त द्रव्य को बाहर निकाल लें तथा उसमें द्रव्य जैसे : टिंक्चर आयोडीन, पोवीडॉन आदि को छिद्र के माध्यम से अन्दर प्रवाहित करें जिससे अन्दर भित्तियों में उपस्थित कारक नष्ट हो जाएं।

विधीः 2 (शल्य क्रिया)

1. इस विधि में शल्य क्रिया के पूर्व की समस्त तैयारियाँ करें।
2. निश्चेतक का उपयोग करें।
3. अब सिस्ट के चारों तरफ कट लगायें।

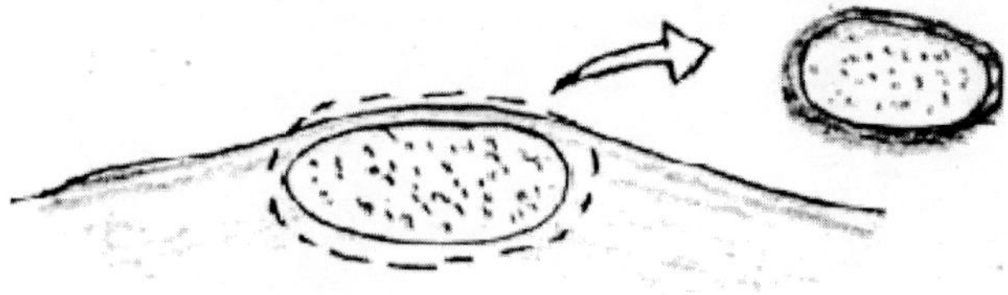

4. सिस्ट को उसके चारों तरफ उपस्थित कुछ माँसपेशियों या उत्तकों सहित बाहर निकाल लें।
5. अब सिस्ट निकालने के पश्चात बने गुहा को सामान्य घाव की तरह इलाज करें। (जैव प्रतिरोधी, दर्दनिवारक तथा रोजमर्रा ड्रेसिंग घाव भरने तक)।

□□□

अध्याय 9

रक्तगुल्म (हेमाटोमा)

रक्तगुल्म (हेमाटोमा) : रक्त गुल्म (हेमाटोमा) वह संरचना है जिसमें चोट लगने के पश्चात त्वचा के नीचे खून का जमाव हो जाता है तथा यह एक थैलीनुमा संरचना बना लेता है।

कारक

1. शरीर के भाग का किसी खुरदुरे सतह पर रगड़ने से।
2. दो ठोस सतहों के बीच शरीर के भाग का दब जाना आदि।

उपरोक्त स्त्रोतों से उत्पन्न चोट से शरीर की त्वचा में उपस्थित पतली रक्त कोशिकाओं से रक्त का रिसाव होने लगता है तथा धीरे–धीरे वह त्वचा के नीचे जमने लगता है। जमाव के फलस्वरूप रक्त युक्त थैली का निर्माण हो जाता है।

लक्षण

1. चोट लगे स्थान पर थैलीनुमा संरचना।
2. त्वचा का रंग काला अथवा नीला दिखाई पड़ना।
3. सूजन
4. आसपास का क्षेत्र लालिमायुक्त होना।
5. छूने पर दर्द होना।
6. संबंधित भाग की क्रियाशीलता में कमी आना।
7. पीड़ित पशुओं द्वारा उस भाग को दीवार अथवा अपने पंजों के नाखूनों अथवा खुरों से खरोचना।
8. सिर एवं पूँछ जैसे भाग पर उपस्थित होने पर लगातार हिलाना।

पहचान

1. पशुमालिकों की जानकारी।
2. उपस्थित लक्षणों के आधार पर।
3. अन्य समरूप संरचना जैसे अर्बुद, फोड़ा, हर्निया, सिस्ट (पुटी) आदि से भिन्नित कर।
4. साफ असंक्रमित सुई चुभोकर निकलने वाले द्रव, से सामान्यत रक्तगुल्म में खराब खून बाहर आता है।

इलाज

1. **दवाओं के माध्यम से** : इसमें उपस्थित थैली के अन्दर सुई के माध्यम से कार्टिकोस्टीराईड़।

जैसे : डेक्सामिथासोन, बेटामिथासोन आदि एवं जैवप्रतिरोधी दवा को प्रवाहित किया जाता है परन्तु रक्तगुल्म के अन्दर उपस्थित रक्त एवं रक्त थक्कों के कणों के कारण स्थिति पुनः उत्पन्न हो सकती है।

2. **शल्यक्रिया**
    1. इसमें शल्यक्रिया पूर्व तैयारियों के पश्चात थैलीनुमा संरचना पर धनाकार आकृति का चीरा लगाया जाता है तथा चीरा लगाने से उत्पन्न किनारों को काट दिया जाता है जिससे आकृति गोलाकार हो जाती है। इस गोलाकार छेद से अन्दर उपस्थित खून के थक्कों एवं खराब खून का पूर्णतः बाहर निकाल लिया जाता है।
    2. इसके पश्चात थैली के अन्दर जैवप्रतिरोधी दवाओं का प्रविष्ट कराया जाता है।
    3. अब इस पर टांके लगाये जाते हैं।
    4. टांके की सुरक्षा हेतु इस पर जैवप्रतिरोधी द्रव लेपित कर पट्टी बाँध दिया जाता है।

शल्य उपरान्त ध्यान

1. प्रतिदिन बंधे हुए पट्टियों को बदलें तथा फिर से साफ पट्टियें द्रव लेपित कर बाँधें।
2. पशुओं जैसे : श्वानों तथा बिल्लियों द्वारा पंजों एवं दाँतों से उस भाग या क्षति होने से रोकें जिसके हेतु पंजों पर पुराने जुराबें या मोजे तथा मुँह पर ऐलिजाबेथान गले की पट्टी का उपयोग करें।

3. जरूरत अनुसार जैवप्रतिरोधी दवाओं एवं दर्द निवारक दवाओं का उपयोग करें।
4. प्रक्रिया को तब तक दोहरायें जब तक घाव भर न जायें।
5. टांकों को सात से दस दिनों में घाव भरने की स्थिति के अनुसार काट दें।

❑❑❑

अध्याय 10

अर्बुद (ट्यूमर)

अर्बुद (ट्यूमर) एक अनियंत्रित, अनुपयोगी एवं कार्यविहीन संरचना है जिसका निर्माण शरीर के किसी भी भाग में नये उत्तकों के माध्यम से होता है। अर्बुद क्रियात्मक एवं रचनात्मक दृष्टि से सामान्य उत्तकों से अलग होती है। यह संरचना लगभग समस्त प्राणियों में पायी जाती है।

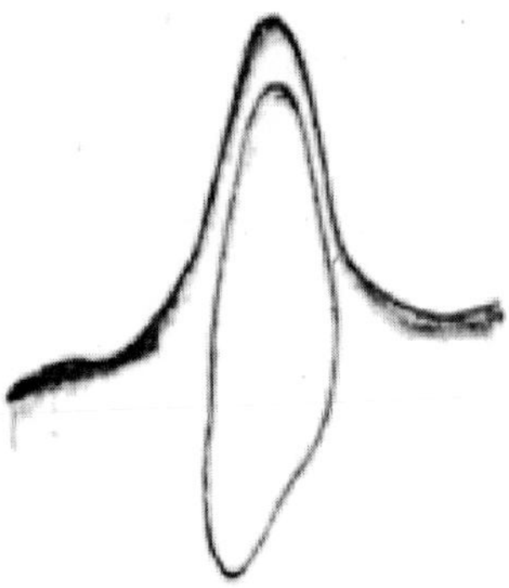

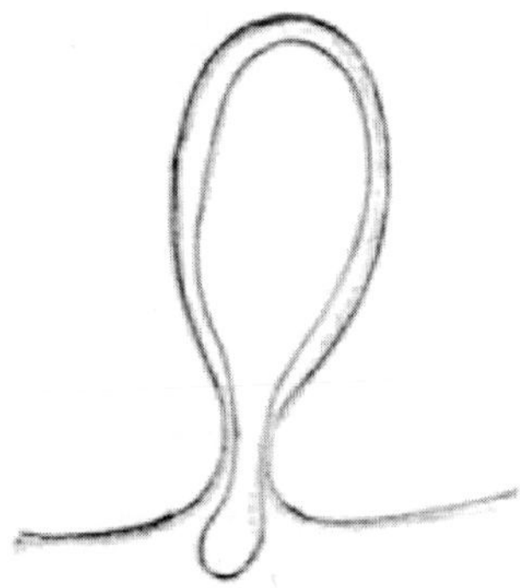

कारक : अर्बुद के कारक अभी तक अज्ञात हैं परन्तु माना जाता है कि कुछ सूक्ष्म जीव जैसेः विषाणु, रेडियोएक्टिव किरणें, हार्मोन की अनियमितता आदि अर्बुद के कारक होते हैं।

प्रकार : सामान्यतः अर्बुद दो प्रकार के होते हैं :

1. **बेनाइन** : इस प्रकार के अर्बुद घातक एवं गंभीर नहीं होते जब तक वह आकार में वृद्धि कर किसी क्रियाशील भाग पर दबाव न दें।
2. **मेलीगनेन्ट** : इस प्रकार के अर्बुद प्राणघातक एवं शरीर को नुकसान पहुँचाने वाले होत है तथा धीरे–धीरे यह पूरे शरीर में फैलकर क्रियाशील अंगों को प्रभावित कर उनकी क्रियाशीलता को नष्ट कर देता है। इसे समय पर इलाज न करने से प्राण तक जा सकती है।

लक्षणः बेनाईन : इस प्रकार के अर्बुद में यह शरीर किसी की भाग में वृद्धि करता है तथा यह कभी--कभी एक स्थान पर अथवा कई स्थानों पर उपस्थित होता है।

- ❐ इसमें वृद्धि बहुत धीरे–धीरे होता है।
- ❐ इसमें फोड़े जैसे : लालिमा, दर्द इत्यादि लक्षण प्रदर्शित नहीं होते जब तक कि वह किसी भाग पर दबाव न दें।
- ❐ सबसे महत्वपूर्ण अगर पूर्व में इसका इलाज किया गया हो तो इसका पुनः निर्माण नहीं होता है।

2. **मेलीगनेन्ट** : यह भी शरीर के किसी भी भाग में वृद्धि कर सकता है परन्तु बेनाइन की अपेक्षा यह लगभग पूरे शरीर को प्रभावित करता है।

- ❐ इसमें वृद्धि बेनाइन की अपेक्षा तीव्र होती है।
- ❐ इसमें कभी–कभी लालिमा, रक्तप्रवाह, दर्द, बुखार इत्यादि जैसे लक्षण प्रदर्शित होते हैं।
- ❐ यह कभी–कभी पूर्ण इलाज के पश्चात भी पुनः निर्मित हो जाता है।
- ❐ इस प्रकार के अर्बुद में वृद्धि की तरफ रक्तप्रवाह आपूर्ति अत्यधिक होती है।

पहचान : **1.** पशु पालकों से प्रश्नोत्तरी माध्यम से एवं पूर्व अभिलेखों से।

2. विभिन्न प्रदर्शित लक्षणों से।

3. प्रयोगशालायीन जाँचों द्वारा।

जैसेः

1. **कोशिकीय जाँच** : इस विधि में वृद्धि हो रहे अर्बुद से पतली सुई (असंक्रमित) की सहायता से चूषण कर कुछ मात्रा में छोटी–छोटी कोशिकाएँ एकत्रित की जाती हैं जिसे बाद में सूक्ष्मदर्शी की सहायता से परीक्षण करते हैं जिससे यह पता चलता है कि इसकी संरचना शरीर की सामान्य कोशिकीय संरचनाओं से अलग तो नहीं है। संरचना अलग होने पर इसे अर्बुद मान सकते हैं।

2. **उत्तक विकृतीय परीक्षण** : इसमें हो रही वृद्धि की शल्यक्रिया द्वारा शरीर से अलग कर वृद्धि की सूक्ष्मदर्शी परीक्षण कर किया जाता है। यह मुख्यतः यह जानने के लिए परीक्षण किया जाता है कि हो रही वृद्धि बेनाइन या मेलीगनेन्ट प्रकार का है। अगर वह मेलीगनेन्ट हुआ तो इसके पुनः होने की संभावना तथा इलाज में परिवर्तन की जरूरत होती है।

3. **निदानिक उपकरणों द्वारा :** इसमें क्षय किरणें, अल्ट्रासोनोग्राफी, सी.टी. स्केन जैसे उपकरणों का उपयोग पहचान हेतु की जाती है ताकि यह पता चल सके कि हो रही वृद्धि अनियमित तथा इसका फैलाव कहाँ तक है।

उपचार : मुख्यतः शल्यक्रिया एवं दवाओं के माध्यम से।

1. **बेनाइन :** इसके हेतु शल्यक्रिया सफल तकनीक है, क्योंकि शल्यक्रिया पश्चात पुनः निर्मित होने की संभावना नहीं रहती है। शल्यक्रिया में मरीज को शल्यक्रिया हेतु तैयार कर एवं निर्धारित निश्चेतक के माध्यम से अर्बुद को उसके चारों ओर स्थित स्वस्थ उत्तकों के साथ निकाल लिया जाता है तथा ध्यान यह रखा जाता है कि अर्बुद का कोई भी भाग शरीर में शेष न रहें।
2. **मेलीगनेन्ट :** इसमें भी शल्यक्रिया की सहायता ली जाती है। चूँकि यह शल्यक्रिया उपरान्त भी पुनः निर्मित हो जाते हैं। अतः शल्यक्रिया के साथ–साथ अर्बुद रोधक या नाशक दवाओं का उपयोग किया जाता है ताकि इसके पुनः निर्माण को रोका जा सके।
3. **विकिरण चिकित्सा :** आजकल विकिरण चिकित्सा का भी उपयोग अर्बुद के इलाज हेतु सहायक तौर पर की जाती है।

सावधानियाँ

1. अर्बुद रोधक या नाशक दवाओं के सेवन से हुई अनियमितताएँ देखने को मिलती हैं। जैसे : बालों का झड़ना (गंजापन), लार गिरना, भूख ना लगना आदि। इस हेतु हमें मरीज को सहायक तौर पर लक्षणों के अनुसार अन्य दवाइयाँ देनी पड़ती है।

   जैसे : भूख न लगने पर विटामिन्स आदि।
2. शल्यक्रिया उपरान्त प्राप्त अर्बुद की उत्तकविकृतीय परीक्षण जरूर कराएँ ताकि अर्बुद के प्रकार ज्ञात की जा सके।

❑❑❑

अध्याय 11

हार्निया

हार्निया : हार्निया वह स्थिति है जिसमें शरीर का कोई भी आन्तरिक अंग चोट के कारण अथवा जन्मजात उपस्थित छिद्र से बाहर आकर त्वचा पर एक थैलीनुमा संरचना का निर्माण करता है।

हार्निया के भाग : हार्निया के निम्नलिखित भाग होते हैं :

क) हार्निया की थैली।

ख) हार्निया की थैली के अन्दर उपस्थित आन्तरिक भाग।

ग) हार्निया का छल्ला।

i) **हार्निया की थैली** : यह हार्निया का बाह्य भाग है जो हमें बाहर से थैलीनुमा संरचना के रूप में दिखाई देता है। थैली का निर्माण त्वचा की परत से होती है।

ii) **हार्निया की थैली के अन्दर उपस्थित आन्तरिक भाग** : आन्तरिक अग हार्निया का वह भाग है जो हार्निया के छल्ला (अन्दर उपस्थित छिद्र) से बाहर निकलकर थैली में उपस्थित होता है।

iii) **हार्निया का छल्ला** : यह जन्मजात या प्राकृतिक स्त्रोतों (जैसे–चोट लगने पर) से माँसपेशियों में उपस्थित छिद्र है जिससे आन्तरिक अंग गुहा में अपनी निर्धारित या सामान्य स्थिति को छोड़कर छल्ले के माध्यम से थैली में प्रवेश करता है।

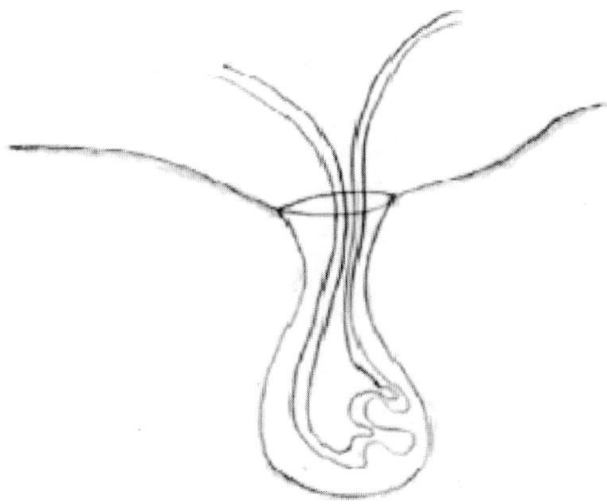

प्रकार : हार्निया कई प्रकार के होते हैं परन्तु यह मुख्यतः दो प्रकार के होते हैं।

1. **आन्तरिक हार्निया** : इस प्रकार के हार्निया में हार्निया शरीर के अन्दर पाये जाते हैं तथा कभी–कभी आंतरिक अंग अपने निर्धारित स्थान को छोड़कर एक गुहा से अन्य दूसरे गुहा में चला जाता है।

जैसे : डायफ्राम का हार्निया (रेटीकुलर हार्निया) : इस प्रकार के हार्निया में रेटीकुलम (आमाशय का एक कक्ष) पेट वाले गुहा को छोड़कर डायफ्राम से होते हुए छाती स्थित गुहा में चला जाता है।

2. **बाह्य हार्निया** : इसमें हार्निया एक थैलीनुमा संरचना बनाकर शरीर के बाहर दिखाई पड़ता है।

जैसे : शरीर से बाहर दिखाई देने वाले सभी प्रकार के हार्निया (अण्ड कोष का हार्निया, गुदाद्वार स्थित हार्निया आदि)

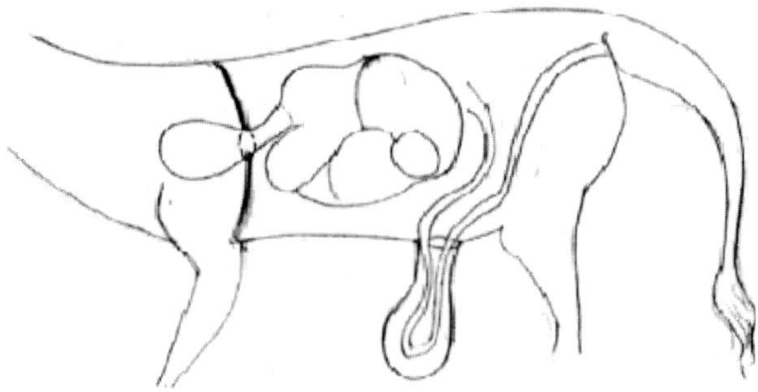

अन्य प्रकार

1. **उत्पत्ति के अनुसार**

i) **जन्मजात हार्निया** : यह जन्म से ही शरीर में उपस्थित होता है।

जैसे : गर्भनाल का हार्निया।

ii) **प्राकृतिक प्राप्त हार्निया** : यह बाह्य स्त्रोतों से प्राप्त होता है।

जैसे : चोट लगने से।

2. **शरीर में उसकी स्थिति अनुसार**

i) अण्डकोष का हार्निया : अण्डकोष।

ii) डायफ्राम का हार्निया : डायफ्राम।

iii) जाँघ का हार्निया : जाँघ।

3. थैली के आकार में घटने अथवा न घटने अनुसार

i) **घटने वाला हार्निया** : इसमें हार्निया के कारण निर्मित थैली को अन्दर की तरफ धकेलने अथवा दबाने पर उसका आकार घटने लगता है।

ii) **अघटित (न घटने वाला) हार्निया** : इसमें हार्निया जनित थैली का आकार दबाने अथवा धकेलने पर आकार में कोई परिवर्तन नहीं होता है।

कारक

i) जन्मजात : यह जन्म से ही शरीर में उपस्थित रहता है।

जैसे : गर्भनाल का हार्निया।

ii) प्राकृतिक प्राप्त : पूरे जीवनकाल के दौरान चोट इत्यादि लगने पर।

iii) प्रेरित करने वाले कारकः

जैसे : i) गर्भकाल के दौरान पेट में दबाव।

ii) कब्ज से जोर लगना।

iii) प्रसवकाल के दौरान जोर लगने से इत्यादि।

लक्षण

i) शरीर में थैलीनुमा संरचना का पाया जाना।

ii) प्रभावित भाग को छूने पर दर्द।

iii) हार्निया में शामिल आंतरिक अंग की कार्यशीलता प्रभावित होना।

जैसे : आँत में होने पर पोकनी या कब्ज होना, मूत्र थैली में होने पर मूत्र रूक–रूक कर आना।

iv) भोजन का त्याग करना।

v) संबंधित हार्निया अगर घटने वाले प्रकार का हो तब उसे धकेलने अथवा दबाने पर आंतरिक अंग का वापस गुहा में जाना।

vi) छूने पर थैली का शरीर से जुड़ने वाले भाग पर छल्ले (छिद्र) का अनुभव होना।

vii) शरीर के निचले हिस्से में हार्निया उपस्थित होने पर, बैठने की स्थिति में थैली का न दिखाई देना एवं खड़े होने पर पुनः दिखाई देना।

पहचान

1. प्रश्नोत्तर माध्यम से : जन्मजात अथवा प्राकृतिक उत्पत्ति के बारे में।
2. लक्षणों के माध्यम से।
3. छूकर : घटने वाले हार्निया को छूकर एवं छल्लों से पहचान।
4. अन्य मिलते–जुलते संरचनायें से भिन्नित कर जैसे : फोड़ा, पुटी, कैंसर आदि।
5. प्रचलित उपकरणों जैसे : क्षय किरणें, अल्ट्रासोनोग्राफी की मदद से।
6. छेदक विधि : असंक्रमित सुई चुभोकर उपस्थित तत्व जैसे : मवाद, फोड़ा। हार्निया होने पर हार्निया के थैली में उपस्थित अंगों के तत्व की उपस्थिति से।

उपचार : हार्निया का उपचार उसके प्रकार पर निर्भर करता है। परन्तु सामान्य सैद्धान्तिक उपचार के अनुसार निम्न विधियों से किया जा सकता हैः

1. **पट्टियों का प्रयोग** : हार्निया के थैली को दबाकर अन्दर कर उसके उपर पट्टियों को पेट में चारों ओर घुमाकर बाँधकर (2 या 3 हफ्तों तक)।

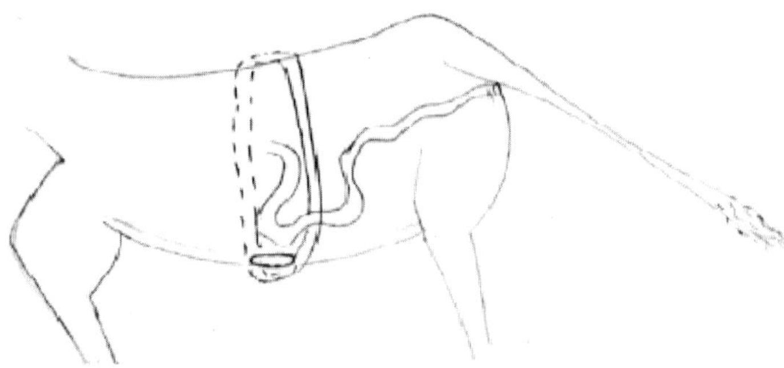

2. **दवाओं से** : उत्तेजना उत्पन्न करने वाले जैसे जिंक क्लोराइड 5 प्रतिशत तरल को प्रविष्ट कराकर। इसमें उत्तेजना के कारण छल्लों के आस–पास सूजन आने लगती है जिसे छोटे आकार के छल्ले बंद हो जाते हैं।
3. **हार्निया दाबक (शिकंजा)** : इसमें मुख्य रूप से हार्निया के लिए बने दाबक को हार्निया की थैली में आंतरिक अंगों को छल्लों से पुनः अपनी जगह में वापस पहुँचाने के बाद लगा दिया जाता है जिससे कुछ समय पश्चात खून प्रवाह रूकने के कारण दाबक के जबड़े से दबा नीचे वाला भाग अपने–आप गिर जाता है तथा छल्ला भी धीरे–धीरे बंद हो जाता है परन्तु यह विधि सीमित हार्निया पर कारगर है।

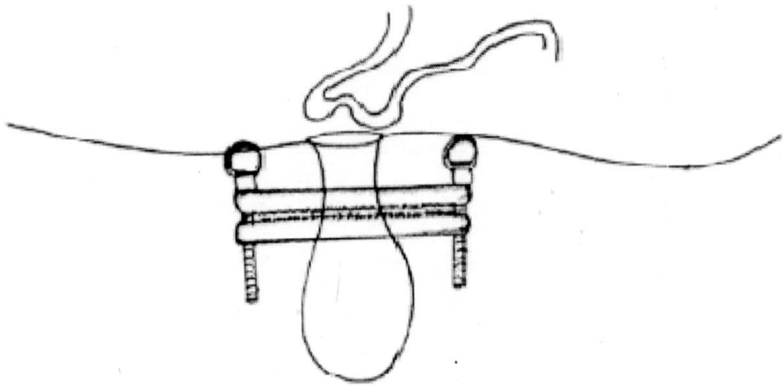

4. **शल्य क्रिया** : इस विधि में शल्य क्रिया के पूर्व की तैयारी एवं योग्य निश्चेतक के उपयोग के पश्चात थैली के उपर कट लगाकर हार्निया के छल्ले की पहचान की जाती है। छल्ले को सुखने वाले टांके के माध्यम से बंद कर दिया जाता है अथवा छल्ले पर कृत्रिम मानव निर्मित जाली लगा दी जाती है।

❑❑❑

अध्याय 12

जलना

जलना : जलना वह क्रिया है जिसमें हमारे शरीर का कोई भी भाग ठोस गर्म कारक के सम्पर्क में आने पर घाव का निर्माण होता है।

कारक

1. सीधे जलते आग के लौ के सम्पर्क में आने पर।
2. किसी भी सान्द्र रासायनिक तत्वों के सम्पर्क से जैसे सान्द्र सल्फयूरिक अम्ल, सान्द्र हाइड्रोपलोरिक अम्ल आदि।
3. अत्यन्त ज्वलनशील पदार्थ के सम्पर्क से, जैसे पेट्रोलियम पदार्थ।

प्रकार

जलना मुख्यतः निम्नलिखित तीन प्रकार के होते हैं :

1. **प्रथम डिग्री जलना** : इस प्रकार के जलने में त्वचा में उपस्थित परतें जिसे बाह्य त्वचा (इपीडर्मिस) एवं ड़र्मिस कहा जाता है। इसमें से बाह्य त्वचा नष्ट या क्षय होने लगता है।
2. **द्वितीय डिग्री जलना** : इसमें बाह्य त्वचा के साथ–साथ डर्मिस परत भी नष्ट या क्षय होने लगता है।
3. **तृतीय डिग्री जलना** : इसमें त्वचा में उपस्थित दोनों परतों (बाह्य एवं डर्मिस) के साथ–साथ माँसपेशियाँ एवं कभी–कभी आन्तरिक अंगों तक क्षरण या प्रभाव होता है।

लक्षण

1. प्रथम डिग्री जलना

- इसमें लक्षण के रूप में लालिमा सूजन तथा छोटे–छोटे फफोले निकल आते हैं जिसमें तरल द्रव भरा होता है।

- यह कम दर्दनाक होता है।
- घाव जल्द भर जाता है (लगभग एक सप्ताह में)।

2. द्वितीय डिग्री जलना

- इसमें लालिमा तथा घाव थोड़ा गहरा होता हैं जिसमें से रक्त में उपस्थित प्लाज्मा का रिसाव होने लगता है।
- यह बेहद दर्दनाक होता है, क्योंकि इसमें दर्दसंवेदी तंत्रिका जलने के कारण इसमें वातावरण के सम्पर्क में आने लगता है।
- घाव भरने की क्षमता प्रथम डिग्री की अपेक्षा ज्यादा समय लगता है।

3. तृतीय डिग्री जलना

- इस प्रकार के जलने से सामान्य त्वचा माँसपेशियाँ एवं कभी–कभी गहराइयों में आंतरिक अंगों तक प्रभाव पहुँचता है।
- यह द्वितीय डिग्री जलन की अपेक्षा कम पीड़ादायक या दर्दनाक होता है।
- आन्तरिक अंगों से संबंध होने पर संक्रमण का खतरा बना रहता है।
- घाव भरने की क्षमता संबंधित अथवा क्षतिग्रस्त अंगों पर निर्भर करता है।

पहचान

1. पशुपालकों से कारक की जानकारी माध्यम से।
2. विलक्षित लक्षणों के माध्यम से।

इलाज : जलने पर इलाज उसके स्त्रोत पर निर्भर करता है।

जैसे

1. आग की लौ गर्म वस्तुओं इत्यादि से जलने पर।
   - सर्वप्रथम जलने से उत्पन्न पानी की कमी को तरल चिकित्सकीय द्रवों के द्वारा उपचारित करें।
   - जले हुए स्थान को जैवप्रतिरोधी द्रवों से साफ कर दर्दनिवारक (लिग्नोकेन जेली) एवं जैवप्रतिरोधी मलहम (1–2 प्रतिशत सिल्वर नाइट्रेट) को लेपित करें।
   - अगर जलने से घाव गहरा हो तो स्थानीय इलाज के अलावा जैवप्रतिरोधी दवाइयों एवं दर्दनिवारक दवाओं को इन्जेक्शन या मुखीय माध्यम से प्रदान करें।

2. **रासायनिक जलन** : इसमें जलाने वाले स्त्रोत।

जैसे : अम्ल से जलने पर क्षारीय द्रवों का उपयोग करना चाहिए एवं क्षारीय द्रवों से जलने पर अम्लीय द्रवों का उपयोग करना चाहिए ताकि वह उदासीन होकर जलन की प्रक्रिया रोक दें।

उदाहरण : 1. अम्ल जलन पर सोडियम बाईकार्बोनेट क्षारीय द्रव।

2. क्षारीय जलन पर सिरका, जैसे अम्लीय द्रव।

बाकी इलाज पूर्व में बताये गए इलाज की तरह।

सावधानियाँ

1. जले हुए भाग को ढंक कर रखें।
2. जलन से उत्पन्न घाव भरने के दौरान उसे क्षति न पहुचाएँ (काली परत बनने पर उसे उखाड़ने की कोशिश न करें, वह स्वतः ही झड़ कर गिर जाती है।

❑❑❑

अध्याय 13

साईनस एवं नासूर

साईनस : यह वह छिद्रयुक्त नलिका है जिसमें दो छोर होते हैं जहाँ एक छोर माँसपेशियों अथवा चमड़ियों के साथ एवं दूसरा छोर शरीर से बाहर जिसे हम खुले छिद्र के रूप में देख सकते हैं, सतह पर दिखाई पड़ता है।

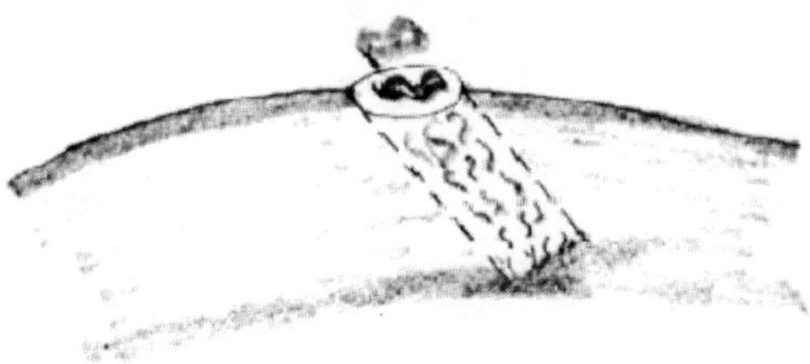

कारक : यह मुख्यतः बाह्य वस्तुएँ जैसे : धातु की वस्तुएँ, हड्डियों, काँच के टुकड़ों या अन्य किसी प्रकार की ठोस वस्तुओं के शरीर में प्रवेश या चोट करने से होता है जो कि भविष्य में संक्रमण करने वाले सूक्ष्मजीवियों द्वारा संक्रमित होकर धीरे–धीरे छिद्र से नलिका का निर्माण कर लेता है।

लक्षण

1. शरीर की सतह पर खुले छिद्र का पाया जाना।
2. छिद्र से सामान्यतः मवाद का बाहर आना।
3. छिद्र के आस–पास लालिमा, सूजन जैसे लक्षण का पाया जाना।
4. छूने पर दर्द होना।
5. साईनस स्थित भाग का कार्य बाधित होना।

पहचान

1. पशुपालक की जानकारी द्वारा।
2. विलक्षित लक्षणों द्वारा।

3. सलाई विधि (प्रोबिंग) यह वह विधि है जिसमें सलाई (एक लंबा छड़नुमा संरचना) को साईनस के अन्दर प्रविष्ट कराया जाता है जिससे यह पता चलता है कि साईनस की गहराई कितनी एवं दिशा कैसी है, क्योंकि सामान्य घावों में ज्यादा गहराई नहीं होती है।

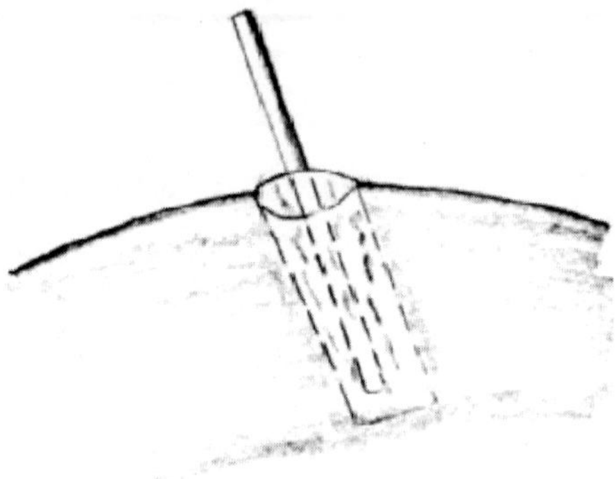

इलाज

1. सर्वप्रथम मरीज के साईनस स्थित क्षेत्र को साफ किया जाता है।
2. तत्पश्चात रासायनिक द्रव्य जैसे : 5 प्रतिशत जिंक क्लोराइड अथवा 2 प्रतिशत पोटैशियम परमैंग्नेट या 1 प्रतिशत सिल्वर नाइट्रेट का उपयोग कर नलिका में उपस्थित परिगलित या खराब हो चुके उत्तकों को नष्ट किया जाता है जिससे नवउत्तकों का निर्माण हो।
3. रासायनिक द्रव्यों के उपयोग के पश्चात इसमें औषधीय द्रव्य जैसेः पोवीडोन आयोडीन की सहायता से नलिका को साफ किया जाता है।
4. शुरुआती दो से तीन दिनों तक नलिका में औषधीय द्रव्य लेपित लंबे पट्टी को नलिका के अन्दर रखा जा सकता है जिसे प्रतिदिन बदलना होता है।
5. नलिका के मुख जो कि सतह पर उपस्थित हैं, उस पर जैवप्रतिरोधी मलहम को लेपित करें।
6. उपरोक्त प्रक्रिया को घाव भरने तक दोहराएँ तथा जरूरत होने पर जैवप्रतिरोधी दवा एवं दर्दनाशक दवाओं का प्रयोग करें।

नासूर (फिस्चूला) : नासूर वह नलिका युक्त संरचना है जिसमें दो छोर होता है तथा दोनों छोर खुले होते हैं। दो छोरों में से एक छोर किसी कार्यशील अंगों एवं दूसरा छोर शरीर की सतह पर खुलता है।

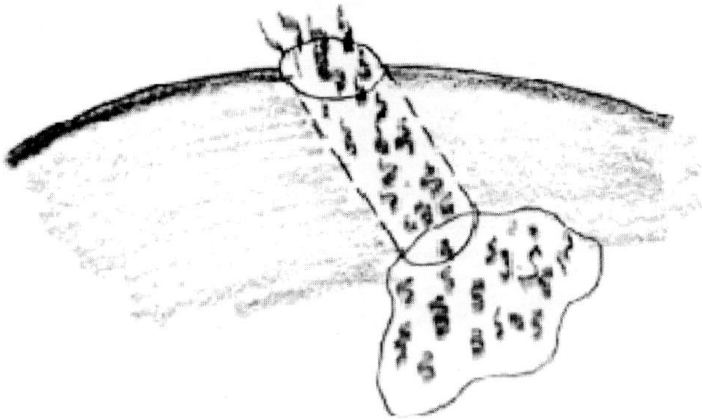

कारक : मुख्यतः यह जन्मजात होती है तथा कभी–कभी बाह्य वस्तुओं के चोट आदि से होता है। जैसे : गुहा द्वार का नासूर, गुहाद्वार एवं योनि का नासूर।

लक्षण

1. इसमें नलिका का एक छिद्र शरीर के सतह पर पायी जाती है।
2. सतह पर उपस्थित छिद्र में जुड़े हुए अंगों के अन्दर उपस्थित द्रव्य बाहर आता है।
 जैसेः गुहा द्वार एवं योनि का नासूर में योनि मार्ग से गोबर का बाहर आना।
3. अन्य सभी लक्षण साईनस की तरह होती है।

पहचान

1. पशुपालक की जानकारी द्वारा।
2. प्रदर्शित लक्षणों द्वारा।
3. सलाई विधि द्वारा।

इलाज : इसका मुख्य इलाज शल्य क्रिया है तथा शल्य क्रिया की विधि नासूर की शरीर में स्थिति तथा संबंधित अंगों के अनुसार की जाती है।

□□□

अध्याय 14

परिगलन (नेक्रोसिस) एवं अवसाद (गैगरीन)

परिगलन (नेक्रोसिस)

परिगलन वह क्रिया है जिसमें शरीर के किसी भी भाग में चोट लगने फलस्वरूप उस भाग में खून प्रवाह रूक जाने के कारण वह भाग अजीवित या निर्जीव हो जाता है।

कारक

1. चोट लगने से ।
2. सूक्ष्मजीव संक्रमण जैसेः स्ट्रेप्टोकोकस, स्फेरोफोरस, नेक्रोफोरस आदि।
3. जलने अथवा झुलसने से।
4. अत्यधिक ठण्ड होने पर।
5. सान्द्र रासायनिक तत्वों द्वारा।
6. सूक्ष्मजीवियों अथवा विषैले पौधे के जहर आदि।

लक्षण

1. प्रभावित भाग का काला अथवा प्राकृतिक रंग बदल जाना।
2. भाग का अकार्यशील होना।
3. दर्द, बुखार जैसे लक्षण दिखाई देना।
4. धीरे–धीरे शरीर में इसकी वृद्धि होना।

पहचान

1. पशुपालकों से जानकारी।
2. लक्षणों द्वारा।

उपचार

1. मुख्यतः इसमें प्रभावित भाग को शल्य क्रिया के माध्यम से काटकर अलग कर लिया जाता है तथा उसे खुले घाव की तरह रोजाना ड्रेसिंग ठीक होने तक किया जाता है।
2. चूँकि संक्रमण भी होने की आशंका होती है, अतः 5–7 दिनों तक जैवप्रतिरोधी दवाइयों तथा दर्दनिवारक दवाइयों का प्रयोग किया जाता है।
3. खराब हो चुके भाग की कोशिकाओं के पुनः निर्माण हेतु विटामिन्स एवं खनिज युक्त दवाइयों का उपयोग करना चाहिए।
4. चूँकि रक्तप्रवाह बाधा के कारण यह होता है, अतः फिजियोथैरेपी (भौतिक चिकित्सा) के माध्यम से उस भाग के आस–पास सेकाई या मालिस कर रक्तप्रवाह को बढ़ाया जा सकता है।

अवसाद (गैंग्रीन) : अवसाद वह क्रिया है जिसमें प्रभावित भाग गलने लगता है तथा धीरे–धीरे यह शरीर में आगे फैलने लगता है।

कारक : मुख्यतः अवसाद परिगलन के पश्चात की प्रक्रिया है, अगर परिगलन को समयावधि में इलाज न किया जाए तथा इसमें कोशिकाओं को सड़ाने वाले बैक्टीरिया (क्लासट्रिडियम परफिन्जेन्स आदि) प्रविष्ट कर जाए तो यह अवसाद में बदल जाता है।

प्रकार

सूखा अवसाद : इसमें प्रभावित भाग में उपस्थित द्रव्य की मात्रा कम होकर सूख जाती है तथा भाग कठोर होने लगता है।

गीला अवसाद : इसमें प्रभावित भाग में उपस्थित द्रव्य की मात्रा उत्तकों के गलने से बढ़ जाती है।

लक्षण

सूखा अवसाद

1. प्रभावित भाग सूखा एवं कठोर होने लगता है।
2. त्वचा की चमक समाप्त हो जाती है।
3. त्वचा में झुर्रियाँ आने लगती हैं।
4. उपस्थित बाल खड़े एवं बाद में झड़ने लगते हैं।
5. त्वचा का रंग बदलने लग जाता है।

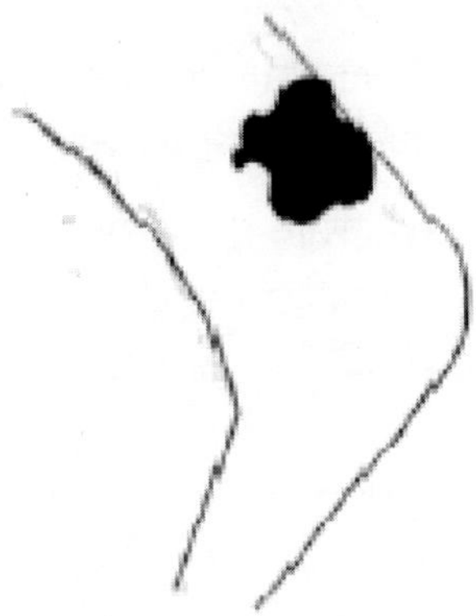

गीला अवसाद

1. इसमें त्वचा गलने के पश्चात द्रव्य की मात्रा बढ़ती दिखाई देती है।
2. उपस्थित द्रव्य बदबूदार होता है।
3. त्वचा का रंग काला अथवा गहरे रंग का हो जाता है।
4. गलने के दौरान दर्द जो बाद में दर्दरहित एवं ठण्डा महसूस होता है।

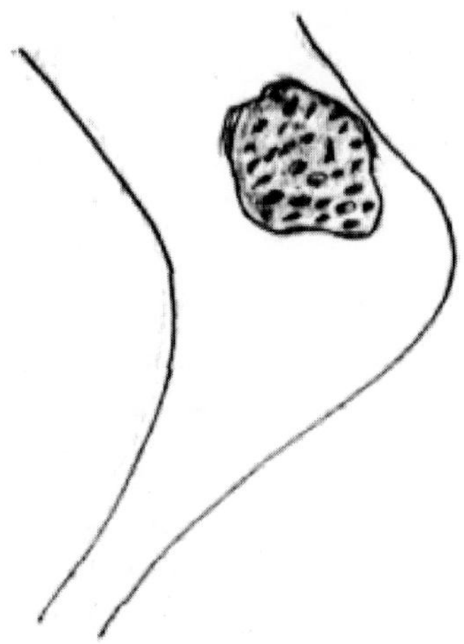

पहचान

1. चोट लगने की अवधि जानकर।

2. उपरोक्त लक्षणों द्वारा।

इलाज : इसका प्रमुख इलाज शल्यक्रिया के माध्यम से प्रभावित तथा कुछ स्वस्थ भाग को लेकर विच्छेदित करना है तथा बाकी परिगलन की तरह करें।

जैसे : पूंछ का अवसाद : इसमें अवसाद पूंछ के माध्यम से धीरे–धीरे शरीर की ओर उपर बढ़ने लगता है, अतः अगर इसमें प्रभावित पूंछ के भाग एवं थोड़ा स्वस्थ भाग लेकर पूंछ काट दें तो अवसाद शरीर में फैलने से रूक जायेगा।

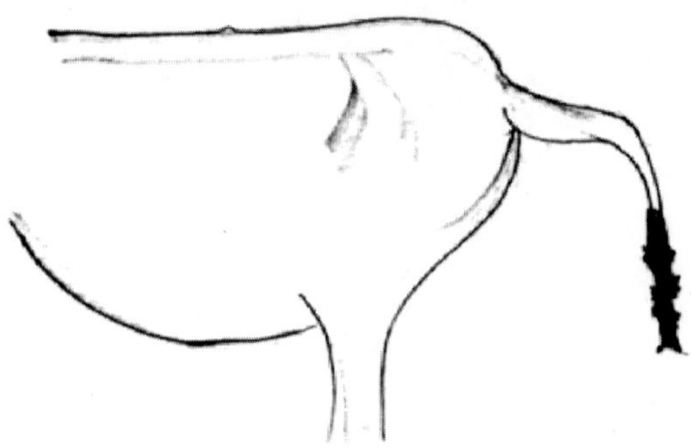

❑❑❑

अध्याय 15

थनैला

थनैला एक बहुकारकीय बीमारी है जो थनों में पाया जाता है, अतः इसे थनैला कहते हैं। इसमें मुख्य रूप से थनों में सूजन आ जाता है।

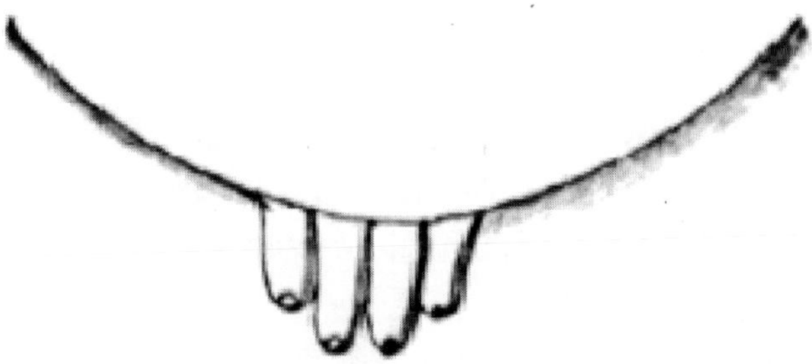

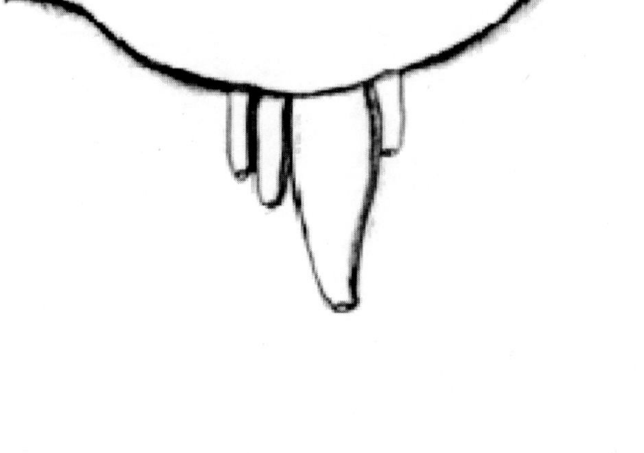

कारक : मुख्यतः जीवाणु जैसेः स्ट्रेप्टोकोकस एगैलेक्सी
स्टेफाइलोकोकस आरियस
कोरायनीबैक्टीरियम पायोजन्स
माइकोबैक्टीरियम प्रजाति आदि।

कभी–कभी जीवाणु के अतिरिक्त विषाणु, फँगस तथा माइकोप्लाज्मा जैसे सूक्ष्म जीवों से भी उत्पन्न होता है।

स्त्रोत : दूषित हाथों से दूध दूहने से
दूषित थनों से दूषित बर्तनों से
दूषित दूध दुहन क्षेत्र से

थनैला के प्रकार

यह मुख्यतः दो प्रकार की होती हैः

1. **तीव्र या एक्यूट** : इस प्रकार के थनैला में लक्षण बहुत शीघ्र दिखाई पड़ते हैं।
2. **जीर्ण या क्रोनिक** : इस प्रकार के थनैला में लक्षण दिखाई पड़ते हैं मगर अगर समयावधि में उपचार न किया जाये तब लक्षण को पहचानना मुश्किल हो जाता है।

जीर्ण या क्रोनिक थनैला दो प्रकार से होता हैः

1. **नैदानिक या क्लीनिकल थनैला** : इसमें विलक्षित लक्षण बाह्य रूप से दिखाई पड़ते हैं, अतः लक्षणों के आधार पर इसकी पहचान की जा सकती है।
2. **उपनैदानिक या सबक्लीनिकल थनैला** : इसमें लक्षणों को बाह्य रूप से नहीं देखा जा सकता एवं इसकी पहचान के लिए विभिन्न प्रयोगशाला परीक्षण की आवश्यकता होती है।

लक्षण

1. तीव्र या एक्यूट थनैला के लक्षण

   1. थनों में लालिमा।
   2. सूजन।
   3. थनों को छूने में गर्म लगना।

4. पशु द्वारा थनों को छूने पर दर्द के कारण लात मारना।
5. संक्रमित थनों द्वारा दूध की मात्रा में कमी आना।
6. संक्रमित थनों का आकार अन्य थनों के आंकार से बढ़ जाना।

2. जीर्ण या क्रोनिक थनैला

1. **नैदानिक या क्लीनिकल थनैला के लक्षण**

    1. दूध के रंग में अन्तर आना।
    2. दूध का उत्पादन एवं प्रवाह निरंतर कम होना।
    3. थनों से दही समान दूध का आना।
    4. दूध में खून के छींटों का दिखना।
    5. स्थिति यथावत रहने पर आगे चलकर दूध पानी के समान आने लग जाता है।

2. **उपनैदानिक या सबक्लीनिकल थनैला के लक्षण**

इस प्रकार के थनैला में बाहय लक्षण दिखाई नहीं देते हैं तथा थन कठोर हो जाता है। कभी–कभी ध्यान नहीं देने पर संक्रमित थन पूर्ण रूप से बंद हो जाता है।

पहचान

1. **इतिहास** : पशुपालक से प्रश्न पूछकर।
2. **लक्षणों के आधार पर** : उपरोक्त दिये गये लक्षणें की पहचान कर।
3. **प्रयोगशाला परीक्षण या जाँच द्वारा** : मुख्यतः या सबक्लीनिकल थनैला के लिए किया जाता है।
    1. **काय कोशिका गणना या सोमेटिक सेल काउंट** : सामान्यतः अगर काय कोशिका की संख्या 2 लाख कोशिकाएँ प्रतिमिली लीटर से ज्यादा हो तब यह माना जाता है कि पशु उपनैदानिक थनैला से पीड़ित है। अतः जैसे–जैसे इनकी संख्या बढ़ती जायेगी, स्थिति उतनी गंभीर हो जायेगी।
    2. **जीवाणुओं का पृथककरण एवं पहचान** : प्रयोगशाला में संबंधित जीवाणुओं को सूक्ष्मजीवी परीक्षण द्वारा पृथक्कृत एवं पहचान कर संक्रमण का पता लगाया जा सकता है।
    3. **पी.एच. जाँच द्वारा** : सामान्यतः दूध का 6.6–6.8 तक होता है जो हल्का अम्लीय होता है। थनैला प्रभावित दूध का सात या ज्यादा हो जाता है।

4. **विशिष्ट गुरुत्व या स्पेसीफिक ग्रेविटी की जाँच** : सामान्यतः दूध की विशिष्ट गुरुत्व 1.028–1.033 होता है पर थनैला प्रभावित पशुओं में इसका मानक घटता चला जाता है।

5. **परिवर्तित कैलीफोर्नियन थनैला परीक्षण** : इस विधि में परिवर्तित कैलीफोर्नियन थनैला परीक्षण रसायन लेकर (जिसमें सोडियम लारेल सल्फेट होता है) उसे चार गहराई युक्त हत्थे वाले यंत्र (पैडल) में अलग–अलग थनों से प्राप्त दूध के साथ मिश्रित करके परीक्षण किया जाता है। अगर दूध और रसायन के मिलने के पश्चात इसमें थक्का बनने लगे, तब यह माना जाता है कि पशु थनैला से प्रभावित है।

इलाज

1. स्थानीय इलाज

1. जिस थन में थनैला हो, उसे अच्छी तरह से जैवप्रतिरोधी द्रव्य से प्रति दिन धोएँ एवं प्रक्रिया को पूर्ण रूप से ठीक होने तक दोहराएँ।
2. सूजन को कम करने में सेकाई एवं मालिश करें।
3. जितना दूध निकाल सके, उतना बाहर दुहकर निकाल ले तत्पश्चात उसमें अन्तः थनैय आसव या प्रवाह (इन्ट्रामेमरी इन्फ्यूज़न) दवाओं का प्रयोग करें।
4. सूजन तथा दर्द को कम करने के हेतु थनों के ऊपर थन हेतु उपलब्ध औषधीय लेप लगायें।

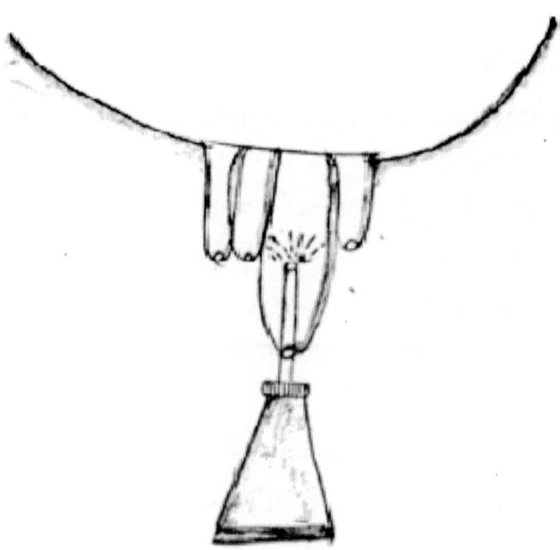

2. प्रणालीय इलाज

1. इसमें इन्जेक्शन के द्वारा अंतःशिरा या अंतःपेशीय माध्यम से जैवप्रतिरोधी दवाओं को शरीर में प्रविष्ट कराया जाता है। चूँकि आजकल विभिन्न प्रकार के जैवप्रतिरोधी दवाइयाँ बाजार में उपलब्ध हैं तथा इनका उपयोग भी लगातार होने से कभी–कभी चुने हुए दवाओं का असर नहीं हो पाता है, अतः इस हेतु सबसे बढ़िया उपाय यह है कि अपने नजदिकी प्रयोगशालाओं में दूध के नमूने का जैवप्रतिरोधी संवेदनशीलता जाँच करवा लें।
2. सूजन एवं दर्द को रोकने हेतु दर्दनिवारक दवाओं के इन्जेक्शन का प्रयोग करें।
3. विटामिन ई तथा सेलेनियम की दवा इन्जेक्शन से अन्तः पेशीय प्रदान करें। (यह क्षति हो चुके थनों की घाव भरने में सहायक होते हैं)।

बचाव एवं सावधानियाँ

1. पशु को साफ–सुथरी बैठने हेतु प्रदाय करें ताकि थनों का जमीन के संपर्क में आने पर संक्रमण न हो।
2. संक्रमित पशुओं को स्वच्छ पशुओं से अलग रखें तथा उनका अलग से दुग्ध दुहन करें।
3. दुग्ध दुहने से पूर्व अथवा बाद में हाथों को अच्छी तरह से साबुन तथा जैवनाशक द्रव्य से धोएँ।
4. दुग्ध दुहन से पूर्व तथा पश्चात पशुओं के थन को अच्छी तरह से धोएँ तथा दुहने के पश्चात जैवप्रतिरोधी द्रव्य (पोटेशियम परमैंग्नेट) का उपयोग करें।
5. दुहने हेतु स्वस्थ पशुओं का प्रथम तथा संक्रमित पशुओं का बाद में दुहें।
6. संक्रमित थनों को स्वस्थ थनों के पश्चात दुहें।
7. संक्रमित थनों से निकले दुग्ध का निस्तार सही तरीके से करें।

□□□

अध्याय 16

तरल चिकित्सा

तरल चिकित्सा : यह वह विधि है जिसमें मरीजों को शरीर में होने वाले तरल अथवा द्रवों की कमी को उपलब्ध कृत्रिम द्रवों के माध्यम से शरीर के अन्दर प्रवाहित कर कमी को पूरा किया जाता है।

तरल चिकित्सा हेतु परिस्थितियाँ

1. निर्जलीकरण
2. दस्त
3. खूनी दस्त
4. कब्ज
5. खून की कमी
6. उल्टी
7. भोज्य त्याग
8. शल्य क्रिया
9. शरीर में विषैलापन
10. जलने अथवा झुलसने पर
11. अन्य सभी परिस्थितियाँ जिसमें शरीर में द्रव की कमी हो

सामान्य तरल

1. डी. एन. एस. (डेक्सेट्रोस नॉर्मल सेलाईन)
2. एन. एस. (नार्मल सेलाईन)
3. आर. एल. (रिंगर्स लेक्टेट)

4. मैनीटाल
5. रक्त
6. प्लाज्मा आदि।

तरलों का वर्गीकरण

तरल मुख्यतः दो भागों में बंटा होता है।

1. कोलाइड

(अ) इसका आण्विक संरचना बड़ी होती है।

(ब) शरीर में कम समय के लिए उपलब्ध होते हैं।

(स) शरीर से जल्द स्त्रावित हो जाते हैं।

उदाहरण : रक्त, प्लाज्मा, मैनीटाल आदि।

2. क्रिस्टेलाईड

(अ) इसकी आण्विक संरचना छोटी होती है।

(ब) शरीर में अधिक समय के लिए उपलब्ध होते हैं।

(स) शरीर से लम्बे समय पश्चात स्त्रावित होता है।

उदाहरण : डी. एन. एस., एन. एस., आर. एल. आदि।

□□□

अध्याय 17

पट्टी करना

पट्टी : यह वह सुरक्षात्मक परत है जो किसी भी प्रकार के (मुख्यतः त्वचा में) घावों के ऊपर लगाया जाता है।

उदेश्य

1. घावों को धूल, मिट्टी अन्य स्त्रोतों से उत्पन्न संक्रमण से बचाया जा सके।
2. घावों का सूक्ष्मजीवियों से बचाव।
3. घाव वाले भाग को अगतिशील बनाना।
4. घाव को जल्द भराव होने में सहायता प्रदान करना।
5. उपस्थित घाव को पुनः चोट इत्यादि से बचाव।

पट्टी हेतु प्रयुक्त सामाग्री

यह मुख्यतः तीन परतों में होती है:

1. **प्राथमिक या आंतरिक परत** : यह परत घाव को साफ करने के पश्चात सीधे घाव पर लगाया जाता है। यह दो प्रकार की होती है:
   i) **सूखा** : यह मुख्यतः तरल स्त्रावित करने वाले घावों पर लगाया जाता है। जैसे: मवाद, सीरम अथवा अन्य तरल। यह परत स्त्रावित तरलों को सोखने का कार्य करती है।
   ii) **गीला** : यह सूखे घावों पर जैसे : जलने, झुलसने इत्यादि द्वारा उत्पन्न घावों को ढंकने हेतु किया जाता है तथा यह परत जैवप्रतिरोधी नरम तरलों जैसे : दवाइयों द्वारा लेपित होती है।
2. **द्वितीय या मध्य परत** : यह आन्तरिक एवं बाह्य परतों के मध्य स्थित होता है। इस परत का मुख्य काम बाह्य क्षतियों से बचाव तथा घाव को भरने हेतु सहायता प्रदान करना है। यह परत रूई अथवा पट्टी की गत्ते से बनाया जाता है।

3. **तृतीय या बाह्य परत** : यह सबसे बाहरी परत होती है जिसका मुख्य कार्य आंतरिक परतों को क्षति से बचाना तथा सुरक्षा प्रदान करना होता है। यह परत चिपकाने वाले औषधीययुक्त पदार्थों से बना होता है ताकि इसे शरीर पर आसानी से लगाया जा सके।

विधी

1. सर्वप्रथम मरीज को बाधित करें, उसे हिलने–डुलने न दें।
2. घावों को सावधानीपूर्वक जैवप्रतिरोधी द्रव्यों की सहायता से साफ करें।
3. घाव पर जैवप्रतिरोधी मलहम का लेपन करें।
4. तत्पश्चात उपरोक्त परतों आंतरिक, मध्य एवं बाह्य परतों को क्रमशः लगायें।

□□□

अध्याय 18

कृत्रिम गर्भाधान उपकरण

1. **वेजाईनल स्पेकुलम** : इसका उपयोग वेजाइना के परीक्षण अथवा जाँच हेतु की जाती है।

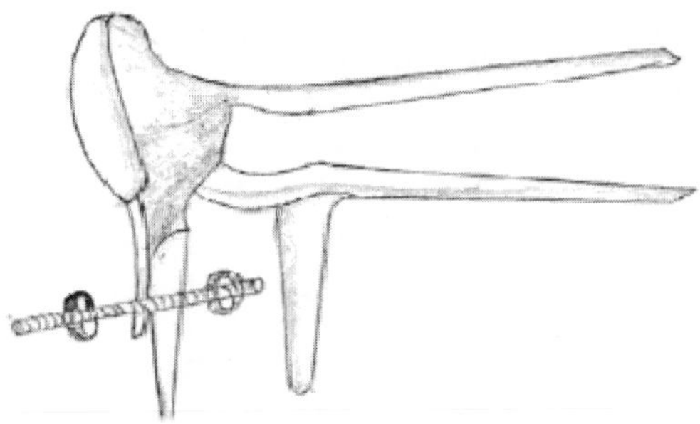

2. **तरलनत्र जन पात्र** : यह हिमीकृत वीर्य स्ट्रा को संरक्षित एवं संग्रहण हेतु उपयोग किया जाता है।
3. **केनीस्तर** : यह स्टेनलेस स्टील धातु से बनी संरचना होती है तथा इसके अन्दर गोब्लेट (स्ट्रायुक्त) रखा जाता है। यह तरलनत्रजन पात्र में हुक के माध्यम से लटकाया जाता है।

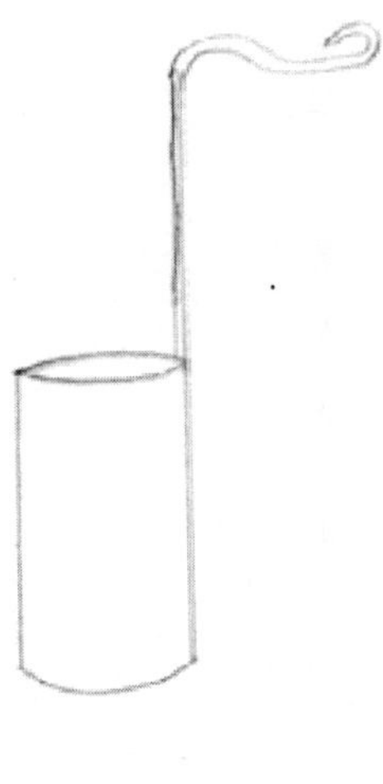

4. **हिमीकृत वीर्य स्ट्रा** : इसमें हिमीकृत वीर्य को संग्रहित किया जाता है।

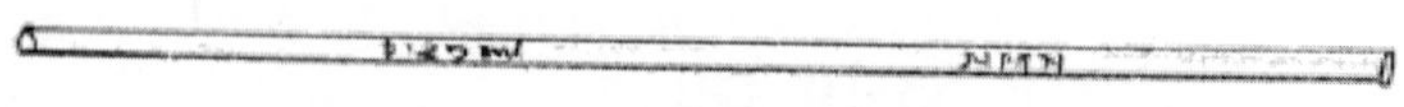

5. **गोब्लेट** : यह केनीस्तर के अन्दर प्लास्टिक की बनी पात्र होती है जिसमें हिमीकृत वीर्य स्ट्रा को रखा जाता है।

6. **शीथ कवर** : यह प्लास्टिक की बनी गोल नलीदार पात्र होता है जिसमें कृत्रिम गर्भाधान गन को ढंकने वाली पतली—पतली नलिकाओं को रखा जाता है।

7. **शीथ** : यह प्लास्टिक की बनी पतली–पतली नलिका होती है जो कृत्रिम गर्भाधान गन को आवरणित करता है।

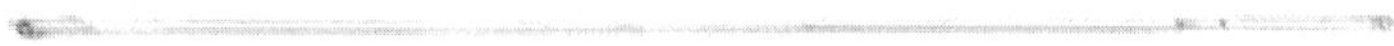

8. **कृत्रिम गर्भाधान गन** : यह स्टेनलेस स्टील जैसे धातु से बनी हुई नलिका होती है तथा इसका उपयोग कृत्रिम गर्भाधान के दौरान हिमीकृत वीर्य स्ट्रा को मादा प्रजनन तंत्र में पहुँचाने हेतु किया जाता है।

9. **स्टीलेट** : यह भी स्टेनलेस स्टील की बनी पतली छड़नुमा संरचना होती है जिसका उपयोग कृत्रिम गर्भाधान गन के साथ स्ट्रा से वीर्य को प्रवाहित करने हेतु किया जाता है।

10. **स्ट्रा हेतु चिमटी** : यह धातु से बनी चिमटी स्ट्रा को पात्र से बाहर निकालने हेतु किया जाता है।
11. **कैंची** : इसके द्वारा स्ट्रा के छोर को काटने हेतु किया जाता है।
12. **रूई अथवा नरम कपड़ा** : इसका उपयोग स्ट्रा की सतह को साफ करने हेतु की जाती है।
13. **गर्मपानी पात्र** : इसमें हिमीकृत स्ट्रा में उपस्थित वीर्य को तरल अवस्था में लाने हेतु किया जाता है।
14. **स्लीव अथवा लंबे दस्ताने** : इसका प्रयोग कृत्रिम गर्भाधान के दौरान हाथों को ढंकने हेतु किया जाता है।
15. **तरल पैराफीन** : कृत्रिम गर्भाधान के दौरान स्लीवयुक्त हस्त को चिकनाई प्रदान करने हेतु किया जाता है।

❑❑❑

अध्याय 19

परिपक्वता, यौन परिपक्वता एवं काल

परिपक्वता (Puberty)

परिपक्वता वह अवस्था है जब नर एवं मादा में प्रजनन अंगों का पूर्ण विकास तथा प्रजनन योग्य क्षमता उत्पन्न होने लग जाती है।

परिपक्वता को प्रभावित करने वाले कारक

1. **आयु एवं लिंग** : मादाओं में सामान्यतः पहले परिपक्वता आ जाती है तथा अपनी आयु के अनुसार पहले ही परिपक्वता ग्रहण कर लेती है।
2. **नस्ल** : कुछ नस्ल पहले ही परिपक्वता में आ जाते हैं। जैसेः विदेशी नस्ल की पशु (जर्सी नौ महीनों में)
3. **शारीरिक भार** : कुछ अपने शारीरिक भार तक पहुँचने पश्चात ही परिपक्वता प्रदर्शित करते हैं। जैसे : भेड़।
4. **आहार** : यह प्राकृतिक क्षेत्रों के अनुसार होता है तथा आहार में उपस्थित पोषक तत्वों के कारण परिपक्वता आ जाती है।
5. **मौसम एवं जलवायु** : ठंडे प्रदेशों में रहने वाले पशुओं की परिपक्वता गर्म क्षेत्रों वाले पशुओं से पहले आ जाती है।

यौन परिपक्वता (Sexual Maturity)

यौन परिपक्वता वह अवस्था जिसमें प्रजनन तंत्र पूर्णतः विकसित होकर नर एवं मादा में उत्पादन क्षमता को प्रदर्शित करता है।

यौन परिपक्वता को प्रभावित करने वाले कारक

1. प्रजनन अंगों का पूर्ण विकास।
2. संबंधित हार्मोनों का संतुलन।
3. कभी–कभी संतुलित आहार।

सेवाकाल (Service Peroid)

बच्चे जननकाल से लेकर कृत्रिम गर्भाधान अथवा प्राकृतिक प्रजनन पश्चात सफलता पूर्वक गर्भधारण का समयसेवा काल कहलाता है।

समय : सामान्यतः 60–90 दिन।

खुला दिन (Days Open)

बच्चे जन्मकाल से लेकर मादा के गर्भधारण करने तक का समय खुला दिन होता है।

वत्सोजनन अन्तराल (Intercalving Period)

यह सफलतापूर्वक दो वत्सोजनन के बीच का समय होता है।

सूखा काल (Dry Period)

यह अंतिम दुग्ध दोहन से लेकर वत्सोजनन के दिन के बीच का समय होता है।

समय : समान्यतः 45–50 दिन।

□□□

अध्याय 20

हिमीकृत वीर्य स्ट्रा की देखभाल

हिमीकृत वीर्यनलिका (स्ट्रा) : यह वह नलिका है जिसमें उन्नत नस्ल के पशुओं से कृत्रिम विधि से एकत्र किये गये वीर्य को तरल नत्रजन में हिमीकृत कर रखा जाता है ताकि भविष्य में उसे किसी भी समय तथा अलग–अलग स्थानों में इसका उपयोग किया जा सके।

उदेश्य

1. वीर्य की गुणों एवं क्षमता को बनाये रखने हेतु।
2. कृत्रिम गर्भाधान में शत–प्रतिशत परिणाम प्राप्ति हेतु।
3. वीर्य उपस्थित शुक्राणुओं की संख्या को बनाये रखने हेतु।
4. उचित रख–रखाव के अभाव में होने वाले आर्थिक नुकसान से बचाव हेतु।

क्षमता : एक हिमीकृत नलिका (स्ट्रा) में 0.25 मिलीलीटर से 0.5 मिलीमीटर तक के वीर्य को संग्रहित किया जा सकता है।

रखरखाव

1. अनावश्यक स्ट्रा को बाहर नहीं रखना चाहिए।
2. वीर्यनलिका (स्ट्रा) को हमेशा तरल नत्रजन पात्र के अन्दर रखना चाााहिए।
3. स्ट्रा को निकालने हेतु चिमटियों का उपयोग करना चाहिए।
4. स्ट्रा को हमेशा गाबलेट (जिसमें स्ट्रा को रखा जाता है) में रखकर ही तरल नत्रजन में रखना चाहिए।
5. हिमीकृत स्ट्रा को कभी हिमीकृत रेखा के ऊपर नहीं निकालना चाहिए।
6. एक बार में केवल एक ही स्ट्रा को बाहर निकालना चाहिए।
7. स्ट्रा को तरल नत्रजन पात्र से बाहर निकालने का समय 10 सेकेण्ड के अन्दर होना चाहिए।

8. अगर स्ट्रा को निकालने में 10 सेकेण्ड से अधिक समय लगे तब उसे पुनः तरल नत्रजन पात्र में वापस डालकर हिमीकरण हेतु कम से कम 30 सेकेण्ड के लिए छोड़ देना चाहिए।
9. स्ट्रा को तरल नत्रजन पात्र से बाहर निकालने पश्चात सावधानी पूर्वक हिलाते हुए अतिरिक्त तरल नत्रजन को निस्तारित करें।
10. स्ट्रा की सतह को रूई अथवा साफ कपड़े से साफ करना चाहिए।

❑❑❑

अध्याय 21

तरल नत्र पात्र का रख–रखाव

तरल नत्रजन पात्र : तरल नत्रजन पात्र वह पात्र है जिसमें तरल नत्रजन (–196°C तापमान) तरल भरा होता है तथा इसका उपयोग हिमीकृत वीर्य को संग्रहण करने हेतु होता है।

तरल नत्रजन पात्र के भाग

1. **बाह्य भित्ति** : यह स्टेनलेस स्टील, कार्बन स्टील या एल्युमीनियम धातु का बना होता है।
2. **उष्मारोधक** : यह गत्ते, पाउडर एवं जालीदार जैसी चीजों से बना होता है।
3. **तरल नत्रजन (LN_2)** : यह तरल पदार्थ होता है जिसका तापमान – 196°C होता है।
4. **गोब्लेट** : यह प्लास्टिक से बना पात्र होता है जिसमें हिमीकृत वीर्य नलिका (स्ट्रा) को रखा जाता है।
5. **कनस्तर** : यह स्टेनलेस स्टील का बना पात्र होता है जिसमें लम्बी हैंडल लगी होती है तथा हैंडल के अंत में उसे लटकाने हेतु मुड़ा हुआ भाग होता है। कनस्तर के अन्दर गाब्लेट को रखा जाता है।

तरल नत्रजन पात्र के प्रकार

तरल नत्रजन पात्र विभिन्न प्रकार के होते हैं तथा इनकी संरचना इनकी क्षमता अनुसार होता है। यह मुख्यतः सर्विस प्रकार, परिवहन तथा संग्रहण प्रकार के होते हैं तथा इनके नाम के अनुरूप इसका उपयोग होता है।

तरल नत्रजन पात्र का रख–रखाव

1. पात्र को हमेशा लकड़ी के बने आधार के ऊपर रखना चाहिए।
2. पात्र के अन्दर उपस्थित तरल नत्रजन की मात्रा को एक नियमित अन्तराल में जाँच करते रहना चाहिए।

3. पात्र को सावधानीपूर्वक उठाना एवं रखना चाहिए तथा क्षति से बचाना चाहिए।
4. पात्र के अन्दर तरल नत्रजन एवं हिमीकृत वीर्य नलिका (स्ट्रा) के अतितिक्त कुछ अन्य सामग्री नहीं रखनी चाहिए।
5. पात्र को हमेशा सीधी रखनी चाहिए।
6. पात्र के परिवहन के दौरान भौतिक क्षतियों से बचा कर रखनी चाहिए।
7. पात्र के मुखद्वार को ढक्कन से बंद कर रखना चाहिए।
8. पात्र को धूप एवं गर्म से बचाकर रखना चाहिए।
9. हमेशा कुशल व्यक्ति की निगरानी में इसका उपयोग किया जाना चाहिए।
10. पात्र की क्षति होने की उपस्थिति में केवल अधिकृत कंपनी की सहायता से इसे ठीक करवाया जाना चाहिए।

❑❑❑

अध्याय 22

मद चक्र

मद चक्र : यह मादा पशुओं के जीवनकाल में एक अवस्था होती है जिसमें मादा अपनी लैंगिक परिपक्वता हासिल कर प्रजनन योग्य हो जाती है तथा इस दौरान वह विभिन्न लक्षणों को प्रदर्शित करती है। सामान्यतः यह चक्र 21 दिनों का होता है।

मद चक्र के विभिन्न भाग

मद चक्र मुख्यतः 4 भागों में बँटा होता है:

1. पूर्वमद या प्रोस्ट्रस

इस अवस्था में पुटक या फॉलीकल का निर्माण होने लगता है तथा पुटकों से इस्ट्रोजन नामक हार्मोन निकलना शुरू हो जाता है। इस अवस्था में जननांगों जैसे : अण्डाणु, अण्डाशय, गर्भाशय इत्यादि में रक्त परिवहन बढ़ जाता है। यह अवस्था 2 से 5 दिनों तक हो सकता है।

2. मद या ईस्ट्रस

इस अवस्था में मादा पशु, नर पशुओं की तरफ आकर्षित एवं प्रजनन हेतु स्वीकार करने की स्थिति में होती है। इसी अवस्था में विभिन्न लक्षणों को प्रदर्शित करती है। यह अवस्था 18 से 24 घण्टों तक हो सकती है।

3. मध्यमद या मेटईस्ट्रस

इसमें अण्डोत्सर्ग होने लगता है तथा कार्पस ल्यूटियम नामक संरचना का निर्माण होने लगता है। इस कार्पस ल्यूटियम की उपस्थिति में प्रोजेस्ट्रोन नामक हार्मोन बनने लगता है जो कि भविष्य में गर्भ को संतुलित करने हेतु आवश्यक होता है। यह अवस्था की अवधि 3 से 5 दिनों के लिए हो सकती है।

4. ह्मिद या डाईईस्ट्रस

इस अवस्था में क्रियाशील कार्पस ल्यूटियम संरचना उपस्थित होती है तथा प्रोजेस्ट्रान हार्मोन की मात्रा बढ़ जाती है। यह सबसे लंबी अवस्था होती है तथा यह 10 से 12 दिनों के लिए हो सकती है।

उपरोक्त मद चक्र के विभिन्न भागों से गुजरते हुए पुनः अपनी प्राथमिक अवस्था में आ जाती है। यह चक्र जीवनकाल में केवल गर्भावस्था, बीमारियों, हार्मोनों की अनियमितताओं आदि कारणों से अनुपस्थित होता है।

□□□

अध्याय 23

मद चक्र की पहचान

उपयोगिता

1. सही समय पर मद की पहचान कृत्रिम गर्भाधान हेतु।
2. पशुपालन प्रक्षेत्र अथवा डेयरी उद्योग में प्रजनन अवधि को समय पर व्यवस्थित हेतु।
3. अधिक से अधिक गर्भधारण करने हेतु।

मद के पहचान हेतु विधियाँ

1. **पूर्व इतिहास एवं प्रमाणित पत्र द्वारा।**
2. **बाह्य लक्षणों से** : पशुओं को बाहर से पहचान द्वारा
    1. पशुओं का अधिक सक्रिय होना।
    2. रम्भाना अथवा आवाज उत्पन्न करना।
    3. भूख में कमी।
    4. दूध उत्पादन क्षमता में कमी।
    5. बूँद–बूँद करके लगातार मूत्र त्याग करना।
    6. अपने झुंड से अलग रहता।
    7. अन्य पशुओं को अपने ऊपर चढ़ना तथा चढ़ने हेतु प्रेरित करना।
    8. पूँछों को हिलाना तथा खड़े रखना।
    9. योनिमुख में सूजन आना।
    10. योनिमुख में खून का प्रवाह बढ़ जाना।
    11. योनिमुख से सफेद साफ म्यूकस तरल पदार्थ का बाहर आना।

3. **अन्तः मलाशयी जाँचः** इस जाँच हेतु पशु तथा जाँचकर्ता को अच्छी तरह से असंक्रमित तरीकों का पालन कर मात्र प्रजनन अंगों में और अंतरों के माध्यम से मद की पहचान की जाती है। इसमें निम्नलिखित बातों का ध्यान रखा जाता हैः

    1. पशु के गुदाद्वार को साफ पानी से धोकर उपस्थित गोबर, धूल, कीचड़ इत्यादि को साफ किया जाता है।
    2. जाँचकर्ता अपने हाथ धोकर जाँच हेतु प्रयोग की जाने वाले हाथ में प्लास्टिक अथवा रबर से बने स्लीव या दस्ताने की परत चढ़ाई जानी चाहिए।
    3. हाथ को प्रवेश करने से पूर्व उसमें चिकने पदार्थ जैसे : तरल पैराफिन का लेप लगाकर ही प्रवेश कराना चाहिए।

विधि

1. सर्वप्रथम पशु को अच्छी तरह से बाँध लें अथवा ट्रेविंस के अन्दर खड़ा करें।
2. अब एक हाथ जिसके दस्ताने न पहने हों, उससे पूँछ को पकड़कर ऊपर रीढ़ की हड्डियों की तरफ मोड़ कर रखें, तत्पश्चात दस्तानेयुक्त हाथ जो कि तरल पैराफिन से लेपित हो, उसके उँगलियों को शंकु बनाते हुए मलद्वार के रास्ते से सावधानी–पूर्वक प्रेषित करें।
3. कभी–कभी मलाशय के रास्ते पर गोबर का जमाव होने के कारण परेशानी होती है। अतः मलाशय के रास्ते में जमी गोबर को यथासंभव बाहर निकाल लेवें।
4. प्रकिया को दोहराते रहें तथा मलाशय साफ होने के पश्चात मलाशय के नीचे उपस्थित मादा प्रजनन तंत्र का अवलोकन करें।
5. सर्वप्रथम सविक्स (गर्भाशय ग्रीवा) को पकड़ने का प्रयास करें, क्योंकि इसी के माध्यम से ही अन्य अगों तक पहुँचा जा सकता है।
6. अगर गर्भाशय ग्रीवा आपकी पकड़ आ गया हो तो निम्नलिखित भागों को क्रमशः जाँच करें तथा निम्नानुसार भागों की स्थितियाँ मादा के मद को सुनिश्चित करेंगी।

क्रं.सं0	मादा प्रजनन अंग	अंग में विभिन्न लक्षण
1.	गर्भाशय ग्रीवा	आकार में बढ़ा हुआ बाहरी मुख खुला हुआ
2.	गर्भाशय	आकार में बढ़ी गर्भाशय जो कि सामान्य से लगभग डेढ़ से दो गुनी होती है। गर्भाशय के दोनों शाखाएं आकार में बराबर होगी छूने पर सख्त एवं पाइपनुमा आकृति
3.	अण्ड	अण्ड की उपरी सतह पर उभरी हुई ग्राफियन फालिकला की उपस्थिति

3. मद पहचान कर्ता पशु (टीचर सांड)

इसमें टीचर सांड को झुण्ड अथवा प्रक्षेत्र में खड़े पशुओं के पास से गुजारा जाता है जिसमें जो मादा मद में होती है, उसकी तरफ टीचर सांड आकर्षित अथवा माउटिंग करने की कोशिश करता है।

4. अन्य विधियाँ

1. माउंट डिटेक्शन एड
2. दबाव संवेदी यंत्र
3. योनि विद्युत रोधक
4. पीडोमीटर
5. योनिम्यूक्स तरल प्रवाह परीक्षण

□□□

अध्याय 24

प्रजनन की विधियाँ

प्रजनन की विधि

पशुओं में प्रजनन हेतु मुख्यतः दो विधियाँ होती हैं:

1. प्राकृतिक प्रजनन
2. कृत्रिम गर्भाधान द्वारा प्रजनन

1. प्राकृतिक प्रजनन

यह प्रजनन की सामान्य विधि जो कि प्रायः सभी पशुओं तथा मनुष्यों में पायी जाती है। इस प्रकार के प्रजनन में नर पशु, मादा पशु के मद चक्र के दौरान चढ़ाई (माउंटिंग) कर अपना वीर्य मादा प्रजनन अंगों में प्रवाहित कर देता है एवं वीर्य में उपस्थित शुक्राणुओं तथा मद के दौरान उत्पन्न अण्डाणुओं के मिलने से गर्भधारण होता है।

2. कृत्रिम गर्भाधान द्वारा प्रजनन

कृत्रिम गर्भाधान द्वारा प्रजनन वह विधि है जिसमें पहले से संग्रहित वीर्य को मादा प्रजनन तंत्र में कृत्रिम गर्भाधान हेतु प्रयुक्त उपकरणों की सहायता से प्रवाहित की जाती है। तत्पश्चात संग्रहित वीर्य में उपस्थित शुक्राणुओं द्वारा अण्डाणुओं के मिलान से गर्भधारण होता है।

कृत्रिम गर्भाधारण में प्रयुक्त उपकरण

1. कृत्रिम गर्भाधान गन तथा गन की म्यान।
2. तरल नत्रजन पात्र जिसमें हिमकृत वीर्य स्ट्रा हो।
3. दस्ताने अथवा स्लीव।
4. कैंची।

5. चिमटी।
6. रुई या सोखने वाला पेपर।
7. गरम पानी (35–37 डिग्री सेन्टीग्रेड)

कृत्रिम गर्भाधान हेतु चरण

कृत्रिम गर्भाधान हेतु उपयुक्त समय मध्य मद चक्र।

पशु को तैयार करना

1. सर्वप्रथम यह सुनिश्चित करें कि कृत्रिम गर्भधान हेतु उपर्यक्त मादा मद में हों।
2. मादा को ट्रेविस अथवा रस्सी के सहायता से स्थिर करें।
3. मादा की योनि मार्ग को साफ पानी से धोए ताकि उस पर स्थित सभी गोबर तथा अन्य कचरे साफ हो जाएं।

हिमीकृत वीर्य स्ट्रा का उपयोग

1. अधिकृत व्यक्ति या गर्भाधान करने वाले व्यक्ति दस्ताने पहनें।
2. हिमीकृत वीर्य स्ट्रा तरल नत्रजन पात्र में समाहित होता है तथा तरल नत्रजन बहुत ही ज्यादा गला देने वाला हानिकारक तरल है, अतः स्ट्रा निकालते वक्त उचित सावधानियों का ध्यान रखना चाहिए।
3. तरल नत्रजन पात्र को सावधानी से खोलें तथा तरल नत्रजन में उपस्थित गोबलेट को हिमीकृत रेखा तक ऊपर लायें।
4. अब चिमटी की सहायता से एक स्ट्रा को पकड़कर बाहर निकाल लें तथा ध्यान रखें। यह पूरी प्रक्रिया 10 सेकेंड में हो जाए, अन्यथा इसे वापस मात्र में 20 सेकेंड के लिए पुनः ठंडा करें।
5. निकाली हुई स्ट्रा को आराम से हिलाएं एवं रूई से साफ करें।
6. तत्पश्चात् स्ट्रा को विगलन हेतु पानी में डालें।

स्ट्रा का विगलन

1. विगलन वह विधि है जिसके हिमीकृत वीर्य में उपस्थित शुक्राणुओं की सक्रियता बढ़ाई जाती है।

2. विगलन हेतु गर्म पानी जिसका तापमान 35–37 डिग्री सेल्सियस तक होता है, उसमें स्ट्रा को डुबाया जाता है।
3. स्ट्रा को डुबाने के पश्चात 30 सेकेण्ड की प्रतीक्षा कर उसे वापस बाहर निकाल कर रुई अथवा सोख पेपर से पोंछा जाता है।
4. अब स्ट्रा कृत्रिम गर्भाधान गन हेतु तैयार है।

कृत्रिम गर्भधान गन की तैयारी

1. विगलित स्ट्रा को सावधानीपूर्वक पकड़ कर स्ट्रा में उपस्थित सील को कैंची की सहायता से काटकर एक मुँह खोल लें।
2. अब कृत्रिम गर्भाधान गन के छोर में उपस्थित छिद्र में स्ट्रा को डालें।
3. अब स्ट्रा युक्त गन के ऊपर म्यान लगाएं।
4. अंततः कृत्रिम गर्भाधान गन, अब कृत्रिम गर्भधान हेतु तैयार है।

कृत्रिम गर्भाधान द्वारा वीर्य प्रवाह

1. गर्भधान करने वाले अधिकृत व्यक्ति स्लीव अथवा दस्ताने को हाथ पर पहन लें।
2. अब दस्ताने युक्त एक हाथ (जो कि गन पकड़ने हेत उपयोग न किया जा रहा हो) को मलद्वार के रास्ते से सीधे मलाशय तक ले कर जाएं तथा मद चक्र पहचान विधि के अनुसार गर्भाशय ग्रीवा की बाह्य मुख को अगूंठे की सहायता से अनुभव करें।
3. दूसरे हाथ की सहायता गन को पकड़ें तथा उसे योनिद्वार से प्रवेशित करें तथा प्रवेश दौरान अगर किसी प्रकार रुकावट होने पर गन को विभिन्न दिशाओं में घुमाएं तथा पुनः प्रवेशित करें।
4. एक हाथ जो कि पूर्व में ही मलाशय में स्थित है तथा अंगूठा बाह्य मुख पर स्थित है, तक गन के छोर को प्रवेश करें।
5. गन के छोर को अंगूठा के निर्देशानुसार बाह्य मुख से प्रविष्ठ करें।
6. गन को धीरे–धीरे प्रवेश करते हैं, उसे गर्भाशय के विभाजित शाखाओं तक लेकर जाएं।
7. जब गन गर्भाशय की शाखाओं जहां से विभाजन शुरू हो रहा हो, वहां तक गन के छोर पहुँचा जाएं तब गन के दूसरे छोर पर उपस्थित पिस्टन को दबाएं।

8. पिस्टन के दबाने पर स्ट्रा में उपस्थित वीर्य गर्भाशय में एकत्र होने लगेगा, ध्यान रहे, पिस्टन को धीरे–धीरे दबाते हुए एवं बाहर की तरफ निकालते हुए वीर्य को प्रवाहित करें।

9. अंततः गन को सावधानीपूर्वक निकाल लें।

□□□

अध्याय 25

गर्भनिर्धारण

गर्भनिर्धारण

यह वह विधि है जिसमें मादा पशु को विभिन्न तरीकों से परीक्षण उपरान्त गर्भवती होने का निर्धारण करते हैं। इस निर्धारण द्वारा गर्भ में बढ़ रहे बच्चे की आयु का निर्धारण भी किया जा सकता है।

गर्भ निर्धारण की आवश्यकता

1. मादा का गर्भवती परिणाम जानने हेतु।
2. कृत्रिम अथवा प्राकृतिक गर्भधारण का सकारात्मक परिणाम हेतु।
3. अजननयोग्य मादा के पहचान हेतु।
4. अजननयोग्य मादा की पहचान कर इलाज तथा आर्थिक नुकसान को बचाने हेतु।
5. दो बच्चों की बीच के अन्तराल के संरक्षण हेतु ताकि निश्चित समयावधि में मादा पुनः गर्भवती हो जाएं।
6. गर्भ के बच्चे में किसी भी प्रकार की बीमारी अथवा वृद्धि में होने वाले रुकावट की पहचान हेतु आदि।

गर्भनिर्धारण की विधियाँ

1. गर्भवती मादा पशु की बाहरी जाँचकर

    1. मद चक्र का कृत्रिम गर्भाधान पश्चात न पाया जाना।
    2. गर्भवती पशु का शांत तथा स्थिर हो जाना।
    3. दूध उत्पादन में क्रमशः कमी आना।
    4. फलेंक (पेट के पास त्रिकोणाकार जगह) का धँस जाना।
    5. शरीर तथा पेट के आकार का बढ़ जाना।
    6. पसलियों तथा केशरूकी दण्डों का उभर आना।

7. मादा दुग्ध ग्रंथियों का बढ़ जाना।
8. अपने झुंड से अलग रहना आदि।

2. फुले हुए पेट की जाँच द्वारा

1. यह सात महीने गर्भवती पशु में हथेलियों की सहायता से जानी भी जा सकती है।
2. इस विधि में दोनों हाथों को फुले हुए पेट मुख्यत दाहिने पसलियों के पास रखकर छूने पर बच्चे द्वारा हथलियों पर होने वाले ठोकर से महसूस किया जा सकता है।

3. अतः मलाशयी जाँच द्वारा

1. इस विधि में सर्वप्रथम मद चक्र निर्धारण विधिनुसार कर, मादा पशु को अच्छी तरह से ट्रेविस अथवा रस्सी की सहायता से स्थिर कर लेते हैं।
2. मादा पशु के मलद्वार को अच्छी तरह से साफ पानी द्वारा धोया जाता है ताकि उपस्थित गोबर तथा आसपास की गंदगी साफ हो जाए।
3. जाँचकर्ता अपने हाथों को अच्छी तरह से धोकर स्लीव अथवा दस्ताने युक्त हाथ को मलद्वार से प्रवेशित कराएँ।
4. कभी–कभी मलाशय में गोबर बची हुई होती है, अतः गोबर को भी बाहर निकाल लें।
5. अब हथलियों की सहायता से मादा प्रजनन अंगों को महसूस कर गर्भ एवं दिनों में निर्धारण करें।
6. प्रायः निम्नानुसार स्थितियों में मादा प्रजनन अंगों में दिनों अनुसार पाई जाती है।

क्र.सं0	दिन	विभिन्न स्थितियाँ
1.	30 दिन	1. गर्भाशय की शाखों का कूल्ले की हड्डियो की सतह पर पाया जाना।
		2. गर्भाशय की एक शाखा का अधिक बड़ा होना।
		3. पतली झिल्लीनुमा फिसलन का अनुभव होना।
		4. गर्भाशय की दीवारों का पतला होना।
		5. अण्ड मे कार्पसल्यूटियम नामक उभार का पाया जाना।
2.	45 दिन	1. गर्भाशय कूल्हे की हड्डियों की सतह मे उपस्थित होना।
		2. गर्भाधारित गर्भाशय की शाखा का 2–4 गुना बढ़ जाना।
		3. गर्भाशय की गर्भधारिता शाखाओं में उभार का पाया जाना।
		4. कार्पसल्यूटियम रूप का पाया जाना ।
		5. पतली झिल्लीनुमा फिसलन का अनुभव होना।
3.	60 दिन	1. गर्भाधारित शाखा का कूल्ले के हड्डियों के किनारे तक आ जाना।
		2. ऊपरी उभार का अनुपस्थित होना।

		3. झिल्लीनुमा फिसलन का गर्भाशय की दोनों शाखाओं मे पाया जाना।
		4. गर्भाशय का गुब्बारे मे भरी पानी की तरह महसूस होना।
		5. गर्भाशय को दबाने पर गेन्द की तरह ऊपर उछाल आना।
4.	90 दिन	1. गर्भधारित शाखा का कूल्ले कि हड्डियों के किनारे से नीचे आना।
		2. गर्भाशय की तन्यता बढ़ जाना।
		3. गर्भधारित शाखा का और बढ़ जाना।
5.	120 दिन	1. छोटे–छोटे प्लेसेन्टोमस (मादा के गर्भाशय के काटीलिडन्स और गर्भाशय में उपस्थित बच्चे के बीच का जोड़) का पाया जाना।
		2. फ्रीमिटस (गर्भाशय की रक्तनालियों का प्रवाह) का महसूस होना।
		3. अण्ड का पहुँच से दुर होना।
6.	150 दिन	1. प्लेसेन्टोमस का पाया जाना।
		2. फ्रीमिटस का और अधिक महसूस होना।
		3. गर्भ में उपस्थित बच्चे का महसूस होना।
7.	165 से 225 दिन	1. गर्भाशय की दीवार का और अधिक मोटा हो जाना।
		2. विभिन्न आकार के प्लेसेन्टामेस का पाया जाना।
		3. गर्भाशय बच्चे के पैर हाथ तथा नाक इत्यादि अंगों का महसूस होना।
8.	240 दिन	1. गर्भाशय का कूल्ले की हड्डियों की गुहा की तरह वापस आना।
		2. गर्भाशय बच्चे की गतिविधियों का महसूस होना।

4. क्षय किरणों द्वारा

क्षय किरणों के माध्यम से बच्चे के कशेरूकी दण्ड तथा खोपडी की पहचान द्वारा।

5. अल्ट्रासोनोग्राफी द्वारा

अल्ट्रासोनोग्राफी द्वारा गर्भाशय के अन्दर बच्चे के शारीरिक संरचना एवं गतिशीलता द्वारा।

6. अन्य समान स्थितियों से तुलना कर

1. म्यूकोमेट्रा : गर्भाशय में श्लेष्म का जमाव
2. पायोमेट्रा : गर्भाशय में मवाद का जमाव
3. हाइड्रोमेट्रा : गर्भाशय में पानी का जमाव
4. फिटल ममीफिकेशन : गर्भाशय के पानी सुखनें पर बच्चे पर गर्भाशय भित्ति का चिपक जाना
5. फिटल मेसेरेसनः फिटल ममीफिकेशन के पश्चात गर्भाशय में संक्रमण होना।

❏❏❏

अध्याय 26

प्रसव एवं प्रसव में परेशानियाँ

प्रसव : प्रसव वह क्रिया है जिसमें मादा पशु अपने गर्भकाल पूर्ण करने के पश्चात सफलतापूर्वक बच्चे को जन्म देती है।

प्रसव के लक्षण

- पशु बेचैन एवं असहज महसूस करती है।
- रम्भाने लगती है।
- कशेरूक दण्ड धनुषाकार स्थिति में (जोर लगाने के कारण) दिखाई पड़ती है।
- फ्लैक (कशेरूकी दण्ड के नीचे पेट में त्रिकोणाकार स्थान) एवं कूल्हे धंसे हुए होते हैं।
- रूक–रूक कर पेशाब करती है।
- कभी–कभी थनों से दूध आना शुरू हो जाता है।
- योनि द्वार से श्लेष्म भी दिखाई पड़ने लगता है।

डिस्टोकिया : सामान्य प्रसव क्रिया में बाधा या परेशानियाँ डिस्टोकिया कहलाती है।

सामान्य कारण

- पशु का अत्यधिक बार प्रसव।
- कृत्रिम गर्भाधान
- शरीर में पोषक तत्वों जैसे : कैल्शियम, फास्फोरस, कार्बोहाइड्रेट की कमी।
- गर्भाशय की माँसपेशियों की संकुचनशीलता का कमजोर होना।
- बच्चे की गर्भाशय में स्थिति परिवर्तन होना।
- गर्भाशय का घुम जाना।
- बच्चे की मृत्यु एवं उसमें संक्रमण होना।

डिस्टोकिया के प्रकार

1. **बच्चे के सिर का मुड़ना** : इस स्थिति में बच्चे का सिर बगल अथवा किनारों के ऊपर तथा नीचे की तरफ मुड़ जाती है।
2. **बच्चे के पैर हॉथ में जोड़ों का मुड़ना** : इसमें बच्चे के हाथ एवं पैर में पाये जाने वाली जोड़ मुड़ कर अन्दर की तरफ चले जाते हैं।

   जैसे : कब्जा, कलाई, घुटनों के जोड़।
3. **बच्चे के शरीर का घुमना** : इसमें बच्चे का शरीर गर्भाशय के अन्दर उल्टी दिशा, दायें, बायें अथवा ऊपर की ओर घुम जाती है।
4. **बच्चे का श्वान की तरह स्थिति** : इसमें बच्चे के अग्र एवं पश्च पैर आगे की तरफ, शरीर के नीचे चले जाते हैं तथा उसकी स्थिति बिलकुल श्वान के बैठने वाली स्थिति जैसी प्रतीत होती है।

सुधार

- ❒ सर्वप्रथम हाथ साफ–सुथरे धुले एवं लम्बे दस्ताने युक्त होना चाहिए।
- ❒ मादा पशु के बाह्य जनन अंगों को गर्म पानी (जैवनाशक द्रवयुक्त) से धोना चाहिए।
- ❒ पशु के खड़े होने अथवा बैठने की जगह साफ–सुथरी होनी चाहिए।
- ❒ पशु के पिछले भागों को प्लास्टिक के बोरे अथवा साफ कपड़ों के ऊपर रखें।
- ❒ दस्ताने युक्त हस्त को तरल पैराफिन से लेपित कर चिकनाईदार बना लें।
- ❒ सहायक तौर पर रूई से बने रस्सी, पुराने कपड़े तथा दवाइयॉ इत्यादि तैयार रखें।
- ❒ सर्वप्रथम दर्दनिवारक दवा तथा तरल चिकित्सा मादा पशु को उपलब्ध करायें।
- ❒ दस्ताने युक्त हस्त को योनि मार्ग से प्रवेशित कर सर्वप्रथम पूर्व में बताई गयी विभिन्न स्थितियों के अनुसार बच्चे का गर्भाशय में स्थिति का पता लगायें।
- ❒ बच्चे की स्थिति ज्ञात होने पर उसे सामान्य प्रसव स्थिति (सिर एवं दोनों हस्तों का योनि मार्ग की तरफ अथवा दोनों पश्च पैरों को योनि मार्ग की तरफ) में लायें।
- ❒ बच्चे के पैर को सावधानीपूर्वक खींचते हुए अथवा रस्सी से बाँध कर बाहर की तरफ लायें।
- ❒ खींचने की दिशा हमेशा धनुषाकार होनी चाहिए अर्थात सीधे खींचते हुए नीचे की तरफ।
- ❒ बच्चे का आसानी से बाहर न आने की स्थिति में पुनः हस्त योनि मार्ग से प्रवेशित कर स्थिति का अवलोकन करें एव प्रक्रिया को दोहराएँ।

❒❒❒

अध्याय 27

माँ (मादा पशु) एवं वत्स (नवजात बछड़े) का प्रबंधन

माँ (मादा पशु) का प्रबंधन

दुधारू पशुओं की देखभाल किसी भी डेयरी उद्योग से जुड़े व्यवसायी के लिए महत्वपूर्ण होती है। अतः सामान्य दिनों के अलावा जैसे गर्भकाल, बच्चे जनन के पूर्व दौरान एवं पश्चात् देखभाल एवं प्रबंधन हेतु कुछ बातों की जानकारी होनी अत्यंत आवश्यक हो जाती है जो कि निम्न हैं:

1. गर्भकाल में पशु का प्रबंधन

- गर्भवती पशु को अन्य से अलग रखें।
- साफ–सुथरा पीने का पानी प्रदान करें।
- पशु के आस–पास का वातावरण साफ–सुथरा एवं शांत हो।
- शयन स्थली नरम एवं आरामदायक हो (जैसे : पैरे, बोरे अथवा पुराने साफ कपड़े)
- जलवायु अथवा मौसम परिवर्तन का ध्यान रखें तथा मौसम अनुसार गर्म, बरसात एवं ठंड से बचाने हेतु सुरक्षा की व्यवस्था करें।
- पशु आवास में आने–जाने का रास्ता चौड़ा एवं किसी भी प्रकार की चोट लगने हेतु प्रतिरोध न हो।
- पशु को 50–60 दिनों के लिए सूखा रखें (दूध न दुहें)।
- भोज्य पदार्थों को दिन में चार से पाँच बार विभाजित करके दें (एक साथ न दें)।
- दैनिक भोजन में प्रति सौ किलो ग्राम शारीरिक वजन के अनुसार एक किलो अतिरिक्त चूर्णयुक्त (कान्सन्ट्रेट) भोज्य पदार्थ आपेक्षित प्रसवकाल के 2–3 हफ्ते पहले देना शुरू कर दें।
- हरी पत्तेदार चारे का सेवन करायें।
- गैस बनाने वाले पदार्थों जैसे : चने, मूँगफली, सेम इत्यादि के सेवन को नियंत्रित करें।

2. जनन के पूर्व पशुओं की देखभाल

- सर्वप्रथम गर्भित पशु को भींड़ से अलग कर जनन कक्ष में अलग से रखें।
- जनन कक्ष साफ–सुथरा, सूखा एवं असंक्रमित हो।
- शयन एवं बैठने का स्थान नुकीली अथवा खुरदुरा न हो तथा मोटी बिछावन युक्त हो।
- पशु सहायक द्वारा पूरी दिनचर्या का ध्यान रखा जाये।

3. जनन के दौरान पशुओं की देखभाल

- पशु को साफ–सुथरे जगह पर रखें।
- आस–पास की जगह में किसी भी चोटिल करने वाली वस्तुओं को न रखें।
- पानी की थैली (गर्भाशय से निकली हुई) का ध्यान रखें।
- बच्चे को दस्ताने युक्त हाथ से पकड़ कर माँ को उससे बाहर निकालने में सहायता करें।
- जनन पर बाधा होने पर नजदीकी पशु चिकित्सालय से सम्पर्क करें।

4. जनन के पश्चात पशुओं का देखभाल

- पशु को साफ जगह पर बाँधें अथवा बिठायें।
- बाह्य जनन अंगों, कूल्हों, थनों, पूंछ अथवा दूषित शारीरिक भागों को दो प्रतिशत पोटैशियम परमैंग्नेट का पानी मे घोल बनाकर (1.1000 अनुपात) साफ करें।
- बच्चे को माँ के पास चाटने हेतु छोड़ दें।
- पीने का साफ पानी तथा साफ बिछावन प्रदान करें।
- पके अनाज, गुड़ एवं सोंठ जैसे मिश्रण का सेवन करायें।
- धीरे–धीरे भोजन की मात्रा का बढ़ायें एवं चूर्ण युक्त (कान्सन्ट्रेट) भोजन की मात्रा ज्यादा रखें।
- जेर पर ध्यान रखें एवं जेर न गिरने की स्थिति में (12–18 घण्टे से अधिक) पशु चिकित्सालय की सहायता लें।
- पशु के सामान्य होने तक उसका ध्यान रखें।

वत्स (नवजात बछड़े) का प्रबंधन

प्रसव के पश्चात जन्म लिए नवजात बछड़े के उचित देखरेख एवं प्रबंधन हेतु निम्नलिखित कार्य करना चाहिए:

1. सर्वप्रथम मुख एवं नाक से जमें श्लेष्म को बाहर निकालना चाहिए।
2. शरीर में जमे श्लेष्म, खून अथवा किसी भी प्रकार की गंदगी को साफ करें।
3. बछड़े को साफ जगह एवं साफ नरम बिछावन पर रखें।
4. शरीर के तापमान को बनाये रखने हेतु साफ कपड़े से शरीर को ढंकें।
5. श्वसन गति की जाँच करें।
6. माँ की स्थिति अच्छे होने पर बछड़े को चाटने हेतु माँ के नजदीक रखें।
7. गर्भनाल को दो इंच नीचे (शरीर से जुड़े भाग) से लेकर बाँधें तथा बाँधें स्थान से नीचे लटक रहे गर्भनाल को साफ नये ब्लेड से काट दें।
8. कटे हुए भाग पर कीटाणुनाशक द्रव जैसे : टिंक्चर आयोडीन आदि को लेपित करें।
9. बछड़े के कुल वजन का 10–15 प्रतिशत भाग अनुसार उसे खीस (प्रसव के बाद प्रथम दूध) पिलायें तथा इसे जन्म तुरंत बाद 4–6 दिनों तक पिलायें।
10. इस दौरान उसके श्वसन दर, तापमान, नाड़ी दर तथा अन्य सामान्य शारीरिक गतिविधियों का ध्यान रखें।

❑❑❑

अध्याय 28

स्वच्छ दुग्ध उत्पादन

स्वच्छ शरीर के लिए स्वच्छ दुग्ध उत्पादन एक महत्वपूर्ण चरण है, क्योंकि यह उपभोगता से पूर्व कई संक्रमण स्त्रोतों से होकर गुजरता है तथा छोटी से छोटी चीजों का ध्यान रखना आवश्यक हो जाता है। अतः स्वच्छ दुग्ध उत्पादन हेतु निम्नलिखित बातों का ध्यान रखना चाहिएः

1. पशु एव थन प्रबंधन

- ❒ पशु का शरीर साफ–सुथरा होना चाहिए।
- ❒ पशु का थन वाले स्थान को दुग्ध दुहने से पूर्व एवं पश्चात अच्छी तरह से साफ पानी से धोना चाहिए (अगर पानी में पोटैशियम परमैंग्नेट (1:1000 अनुपात) में मिलाकर कर धोएं तो ज्यादा लाभदायक है)
- ❒ दुग्ध दुहने के तुरंत बाद पशु को बैठने न दें तथा उसे चारा प्रदान कर खड़े रहने दें।

2. मिल्कर

- ❒ मिल्कर (दुग्ध दुहने वाले) का हाथ साफ होने चाहिए।
- ❒ नाखून कटे एवं साफ होना चाहिए।
- ❒ किसी भी प्रकार के आभूषण जैसे : अँगूठी इत्यादि नहीं पहनना चाहिए।
- ❒ बीड़ी, सिगरेट इत्यादि धूम्रपान न करता हो।
- ❒ दुग्ध दुहने से पूर्व एवं पश्चात प्रत्येक पशु हेतु हाथ पुनः धोना चाहिए।
- ❒ दुग्ध दुहने के दौरान पहने हुए कपड़े में किसी भी प्रकार की गंदगी न हो।
- ❒ दुग्ध दुहने के दौरान केवल दुग्ध दुहन के अलावा अन्य कार्य न करें या हाथों से किसी भी अन्य चीजों को न छुएं।
- ❒ दुग्ध दुहन के दौरान सिर, मुख एवं नाक को कपड़ों से ढंक कर रखें।

3. दुग्ध संग्रहण पात्र

- पात्र हमेशा स्वच्छ धुले हुए हों।
- पात्र को हमेशा स्वच्छ संक्रमण मुक्त स्थान पर रखें।
- पात्र की आंतरिक संरचना चिकनी हो तथा उसमें किसी भी प्रकार की उभार या डिजाईन न बनी हो।
- पात्र जंगरोधी धातु का बना हो।
- पात्र को निश्चित अंतराल में जमाव मुक्त डिटर्जेंट से धोकर सुखाना चाहिए।
- पात्र के अन्दर दुग्ध के अलावा किसी भी अन्य चीजों का संग्रहण नहीं करना चाहिए।

4. दुग्ध दुहन स्थान

- दुग्ध दुहने का स्थान अन्य स्थानों से अलग होना चाहिए।
- उस स्थान को हमेशा साफ–सुथरा एवं नियमित अंतराल में कीटाणुनाशक रसायनों से धोना चाहिए।
- दुग्ध दुहन स्थान पर किसी अन्य वस्तुओं जैसे : भूसा, चारा, खली इत्यादि का संग्रहण नहीं करना चाहिए।
- स्थान हवादार, नमीमुक्त होना चाहिए।
- गोबर, पेशाब आदि हेतु निस्तारण की व्यवस्था होनी चाहिए।

5. दुग्ध दुहन का क्रम

- स्वस्थ पशु का सर्वप्रथम दुग्ध दुहना चाहिए।
- स्वस्थ थनों का पहले तत्पश्चात अस्वस्थ थनों को दुहना चाहिए।
- अधिक दुग्ध उत्पादन वाले पशुओं का तीन बार तक दुग्ध निकालना चाहिए।
- गर्भवती (जिससे दूध ले रहे हों) पशु का पहले दुग्ध दुहना चाहिए।
- संक्रमित पशुओं का दुग्ध सबसे आखरी में निकालना चाहिए तथा उसे स्वच्छ दुध से अलग रखना चाहिए।

❑❑❑

अध्याय 29

दुग्ध दुहन की विधियाँ

दुग्ध दुहन

यह वह प्रक्रिया है जिसमें मादा पशुओं के थन से मनुष्यों अथवा मशीन के माध्यम से थनों में उपस्थित दूध बाहर निकाला जाता है। दुग्ध दुहन एक कला है तथा सही विधि का ज्ञान न होने की स्थिति में दूध की मात्रा में कमी एवं थनों को चोट लगने की संभावना बनी रहती है।

दुग्ध दुहन की विधियाँ

1. **स्ट्रिपींग या पुच्छाधार विधि** : इस विधि में पशु के थनों को दुग्ध दुहन करने वाले व्यक्ति में अंगूठे एवं तर्जनी अंगुलियों के बीच में पकड़कर, दबाव प्रदान करते हुए नीचे की दिशा में खींचा जाता है।

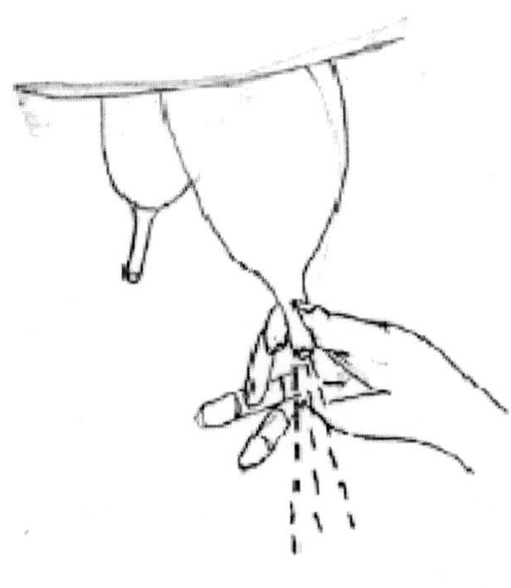

2. **नकलिंग या अंगूठा विधि** : इसमें दुग्ध दुहने वाले व्यक्ति अंगूठे को मोड़ते हुए थनों के सतह पर दबाव डाला जाता है एवं अन्य अंगुलियों से थनों को दबाव हेतु पकड़कर सहायता प्रदान की जाती है।

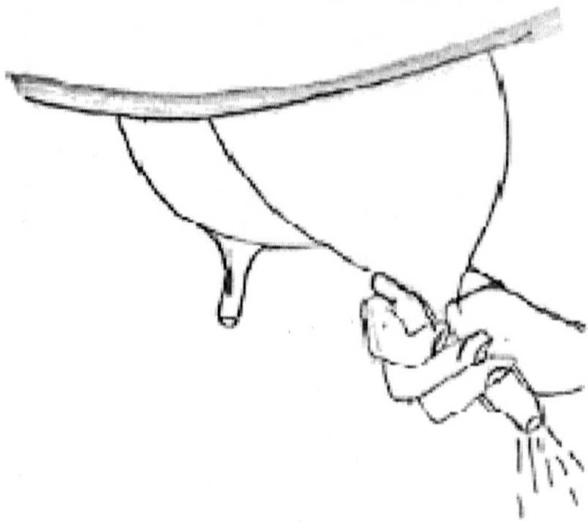

3. **पूर्ण हस्त विधि** : इस विधि में हाथ के समस्त पाँचों अंगुलियों से थन को मुट्ठी बनाकर पकड़ा जाता है तथा थन को पकड़कर नीचे की दिशा में खींचते हुए दुध निकाला जाता है।

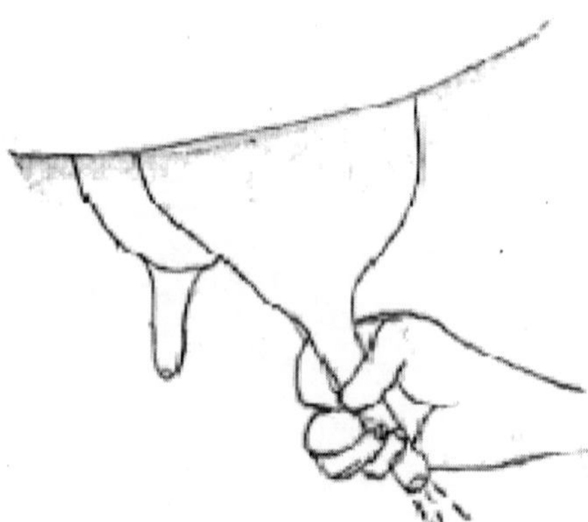

4. **मशीन दुग्ध दुहन विधि** : इस विधि में मशीन की सहायता से दूध निकल जाता है। इसमें मशीन में लगे हुए चूसक नलिकाओं को थनों में लगाया जाता है तथा मशीन चालू करने पर यह चूसक थनों की दीवार एवं नलिकाओं की दीवार पर हवा की माध्यम से नकारात्मक दबाव उत्पन्न करता है। अंततः चूचकों में उपस्थित छिद्र खुलकर दुग्ध प्रवाहित करने लग जाते हैं।

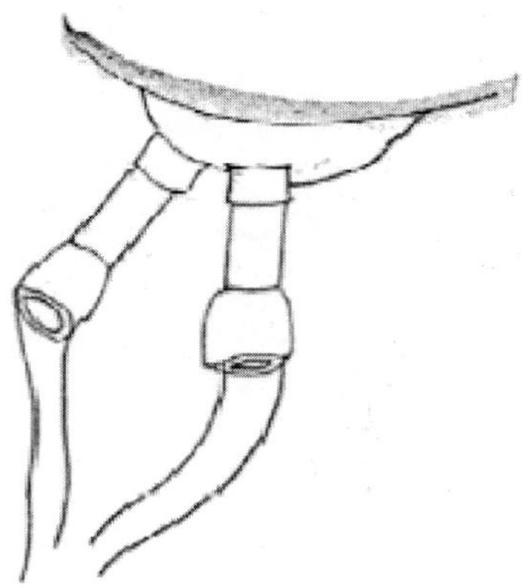

❑❑❑

अध्याय 30

दवाओं के विभिन्न रूप

दवा की मात्रा के रूप

दवा की मात्रा के रूप विभिन्न प्रकार के प्राकृतिक एवं कृत्रिम विधि द्धारा निर्मित इकाई है जो कि शरीर के अन्दर आवश्यकता अनुसार प्रवेशित की जाती है।

वर्गीकरण

1. बाह्य रूप . ऐसे रूप जो बाहर चमड़ी पर लगाई जाती है।

   1. मलहम : ये अर्धठोस लेपन होते हैं।

      उदाहरणः पोवीडॉन आयोडीन।

   2. लेपः ये तरल लेपन होते हैं।

      उदाहरण : क्लोरहेक्सीडीन, पोवीडान आयोडीन तरल इत्यादि।

   3. लोशन : ये तरल दवा होती है जिसे बिना मले चमड़ियो पर लगाई जाती है।

      उदाहरण : बॉडीलोशन

   4. टिंक्चर : यह अल्कोहल युक्त दवा है।

      उदाहरण : टिंक्चर बेनजोईन

   5. मलाई या क्रीम : यह चिपचिपीय दवा होती है जो कि पानी अथवा तेल के साथ बनायी जाती है।

      उदाहरण : सभी प्रकार के रोग प्रतिरोधी क्रीम।

   6. चूर्ण छोटे कणीय दवाएँ जो कि घावों में छिड़काव हेतु उपयोग की जाती है।

2. मुख द्वारा प्रदाय रूपः ये दवाएँ मुँह के माध्यम से दी जाती है।

   1. ठोस रूप : ऐसी दवाई छूने पर ठोस होती है।

(अ) पृथक्कृत : यह पौधों से पानी को वाष्पीकृत करके प्राप्त की जाती है।

उदाहरण : आयुर्वेदिक औषधियाँ।

(ब) चर्ण : यह पीसी हुई छोटे कण युक्त औषधीय पौधे होते हैं।

उदाहरण : पाचकचूर्ण।

(स) गोलियाँ : यह विभिन्न आकार, जैसे गोल उभयअवतलीय के औषधीय चूर्ण से बनी दवा होती है।

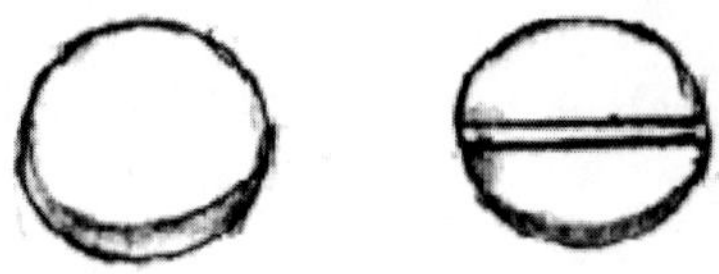

(द) बोलस : यह बड़ी चौकोरीय आकार की दवा होती है जो कि गोलियों की तरह होती है।

(घ) पील्स : यह भी गोलियों की तरह होती है पर इसकी आकार अण्डाकार होती है।

(ड) कैप्सूल : कैप्सूल एक जिलेटिनयुक्त खोखली संरचना है जिसमे औषधीय चूर्ण भरी होती है।

3. **अर्धठोस:** यह किसी चूर्ण को स्वादयुक्त पदार्थों में मिलाकर बनाई जाती है।

उदाहरण: औषधीय चूर्ण एवं गुड़।

4. **तरल रूप** : यह तरल रूप में मुँह द्वारा पिया जाता हैं।

(अ) मिश्रित : यह दो दवाओं को मिश्रित कर पिलायी जाती है।

(ब) पायसन . यह दो या अधिक अगिश्रित दवाओं का रूप है।

(स) सिरप : यह दवाओं में स्वाद तथा रंगयुक्त यौगिकों के मिश्रण से बनायी जाती है।

5. **औत्रेतर** : यह दवाओं को इंजेक्शन अथवा किसी प्राकृतिक गुहा में रखकर प्रवेशित की जाती है।

1. सुइयाँ : यह तरल दवाओं को सुई के माध्यम से त्वचा माँस अथवा नसों में प्रवाहित की जाती है।

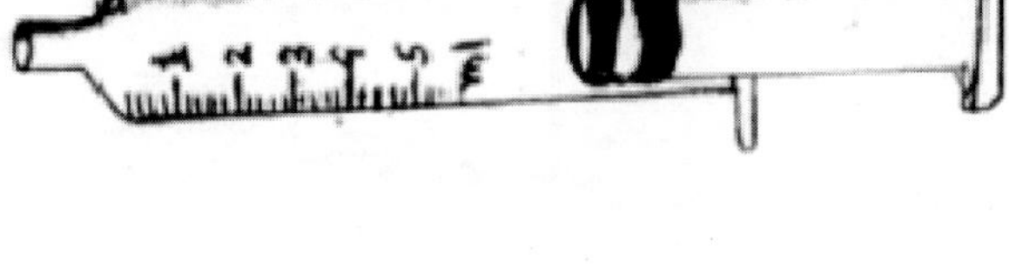

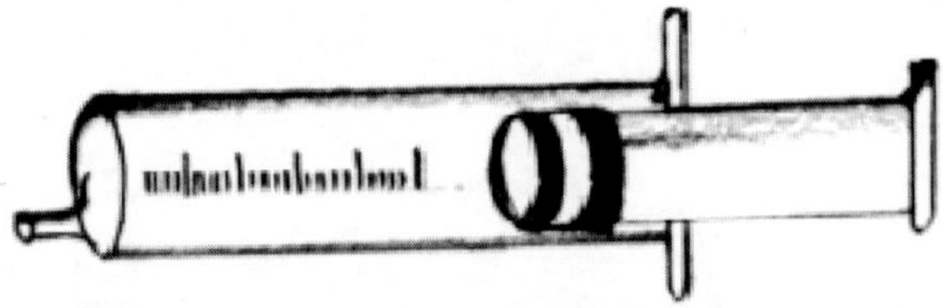

2. प्रत्यारोपण : ये दवाएँ चमड़ियों के नीचे प्रवेशित की जाती हैं।

3. सपोसिट्रीस : यह ठोस दवाएँ जो कि मलाशय मे गुहाद्वार के द्वारा प्रवेशित की जाती हैं।

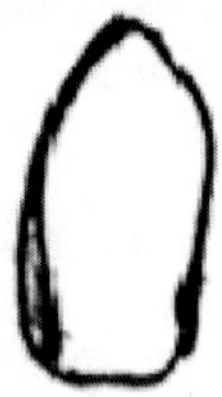

4. पेसरी : यह भी ठोस दवाएँ होती हैं जो कि योनि में द्वार के द्वारा प्रवेशित की जाती है।

4. **छिड़काव :** यह औषधीय दवाओं में मिश्रित रूप है जो कि छिड़काव के माध्यम से उपयोग की जाती है।

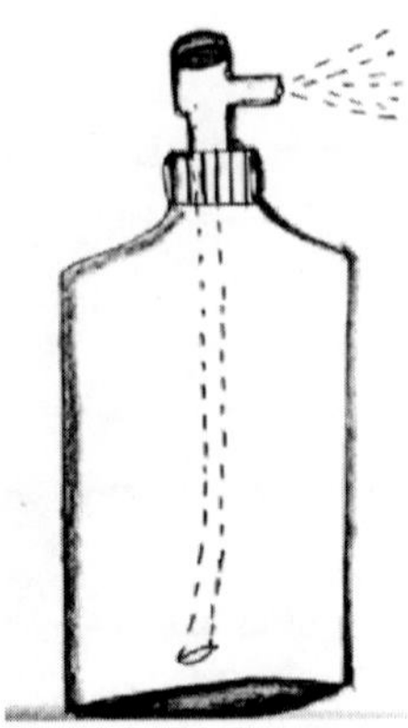

□□□

अध्याय 31

दवाओं के प्रकार एवं प्रवेश मार्ग

दवा प्रवेश कराने के मार्ग/माध्यम

दवा का प्रवेश शरीर के विभिन्न मार्गों द्वारा प्रवेशित की जाती है ताकि वह अन्दर जाकर अपने प्रभाव को किसी भी प्रकार के विकारों अथवा शरीर में उपस्थित अनियमितताओं को दूर कर सके।

वर्गीकरण

दवा का शरीर में प्रवेश मुख्यतः दो मार्गों से किया जाता हैः

1. स्थानीय (Local)
2. प्रणालीय अथवा तंत्रीय (Systemic)

1. **स्थानीय** (Local) : जब दवाओं अथवा औषधियों को सीधे त्वचा म्यूकस झिल्ली या प्रभावित जगह पर लगाया जाए।

क.सं.	औषधीय रूप	प्रवेश हेतु अंग
1.	चूर्ण, लोशन, लेप, मलहम इत्यादि	त्वचा
2.	मुखवाश, जैल, मुखलेप इत्यादि	मुख
3.	नेत्र बूँदें (Eye drops) एवं मलहम	नेत्र
4.	कर्ण बूँदें (Ear drops)	कर्ण (कान)
5.	नसिका (नाक) बूँदें एवं नाक में छिड़काव	नाक (नसिका)
6.	सपोसिटरिस	मलाशय
7.	पेसरी	योनि

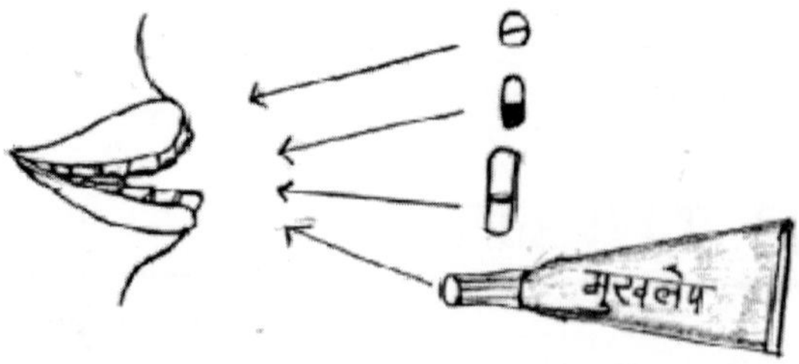
मुखलेप

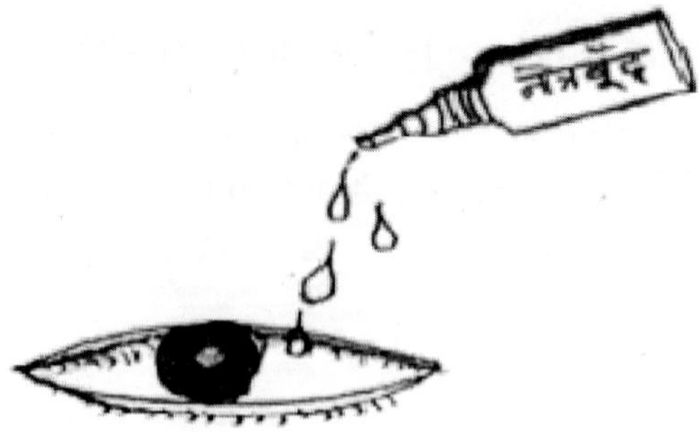
नेत्रबूँद

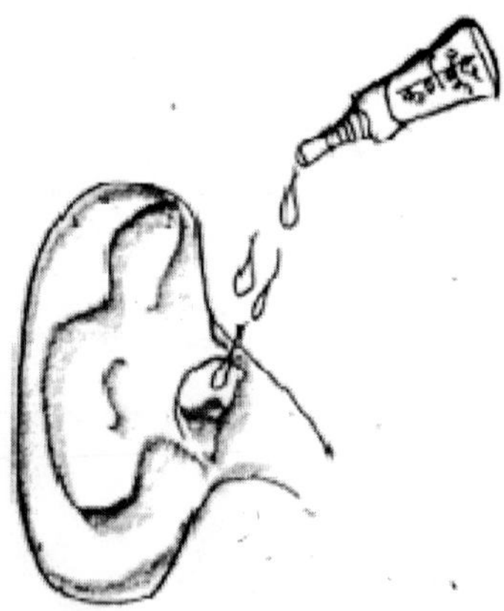
कर्णबूँद

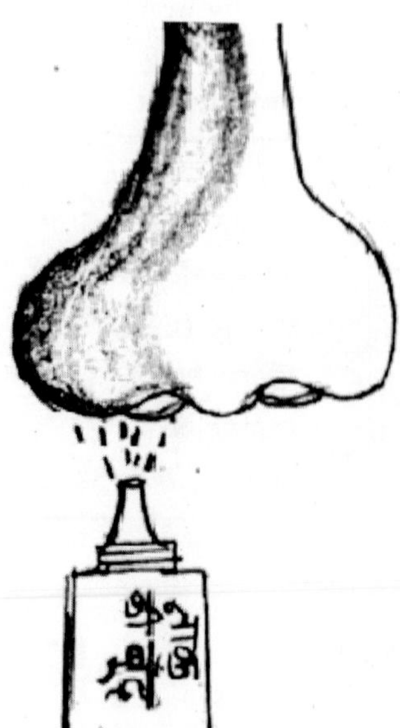

2. **प्रणालीय अथवा तंत्रीय** (Systemic) : जब मुख या सुई (injection) के माध्यम से शरीर के अन्दर में प्रवेश किया जाए जो कि रक्त प्रवाह के द्वारा प्रभावित भाग पर अपना प्रभाव प्रदर्शित करता है।

क.सं.	औषधीय रूप	प्रवेश भाग/अंग
1.	तरल, चूर्ण, गोलियाँ, बोलस, कैप्सूल, पील्स इत्यादि	मुख
2.	औषधि युक्त सुईयाँ।	चमड़ियों, माँसपेशियों, पेरीटोनियम, धमनियों, शिराओं, जोड़ों हृदय इत्यादि
3.	सूँघने वाली औषधियॉ	नाक

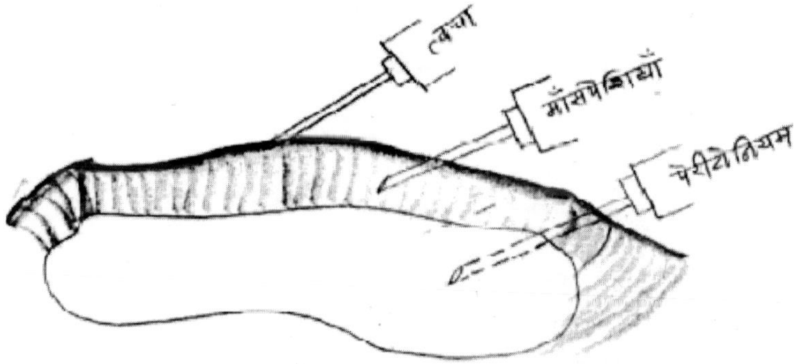

पालतु पशुओं में सूई लगाने की जगह

क्र.सं.	पशु प्रजाति	सुई हेतु		
1.	गौवंशीय, भैंसवंशीय, ऊँट, भेड़ एवं बकरियाँ	**शिरा**	**माँसपेशियाँ**	**चमडी**
		जुगुलर अथवा ग्रीवा शिरा एवं कान	कूल्हे गले एवं जांघ	लटकते हुए चमड़ियों के माँसों पर
2.	अश्व एवं खच्चरों में	जुगुलर अथवा ग्रीवा शिरा	गला	—//—
3.	श्वानों एवं बिल्लियों में	अगले तथा पिछले पैरों की शिराएं	जाँघ	—//—
4.	शूकरों में	कानों की शिराएं	गले तथा जांघों में	—//—
5.	पक्षियों में	पंखो की शिराएं	जांघों में	—//—

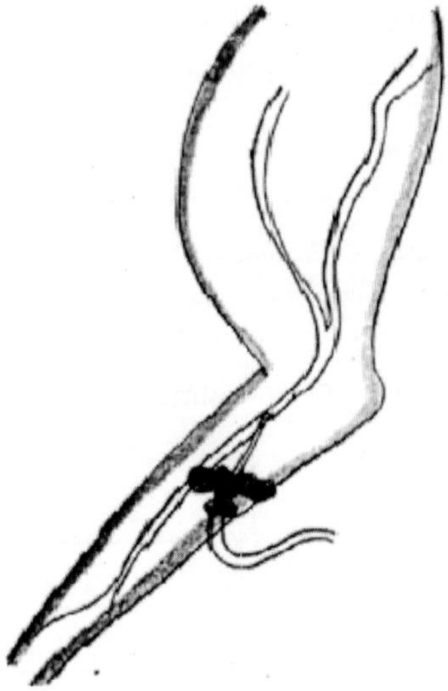

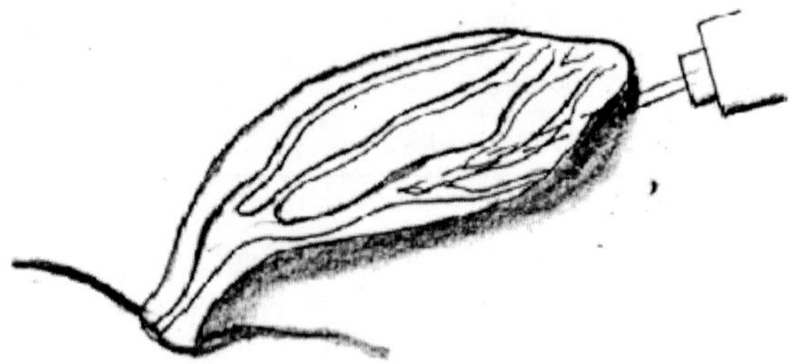

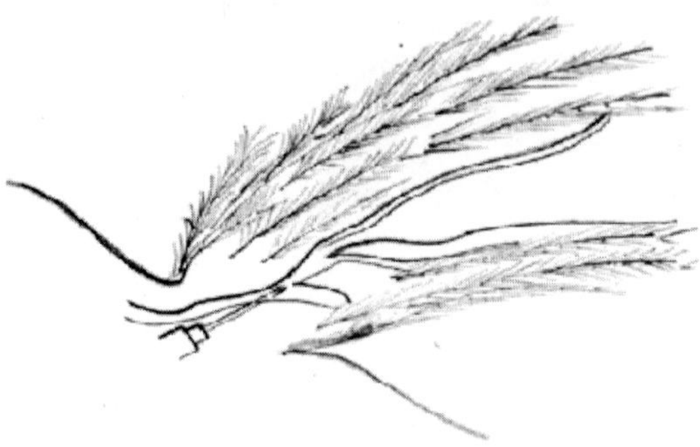

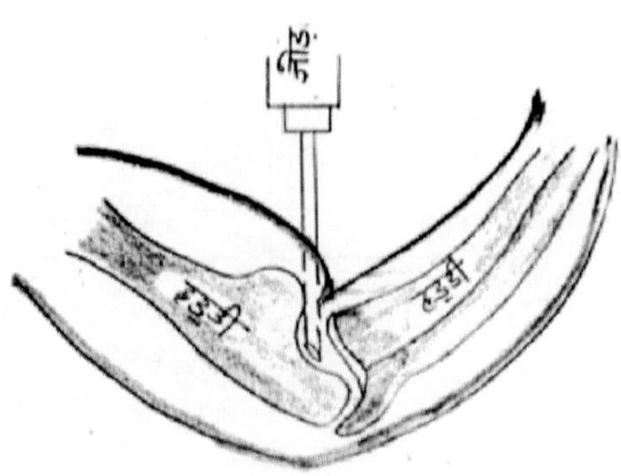
हड्डी
हड्डी

□□□